结核潜伏感染

流行病学调查和干预研究的

设计与实施

高磊　金奇　主编

清华大学出版社
北京

图书在版编目（CIP）数据

结核潜伏感染流行病学调查和干预研究的设计与实施 / 高磊，金奇主编 . –– 北京：
清华大学出版社，2025.1. ––ISBN 978–7–302–68202–8

Ⅰ . R52

中国国家版本馆 CIP 数据核字第 2025RA0101 号

责任编辑：孙　宇
封面设计：吴　晋
责任校对：李建庄
责任印制：丛怀宇

出版发行：清华大学出版社
　　　　　网　　　址：https://www.tup.com.cn，https://www.wqxuetang.com
　　　　　地　　　址：北京清华大学学研大厦 A 座　　邮　　编：100084
　　　　　社 总 机：010-83470000　　　　　　邮　　购：010-62786544
　　　　　投稿与读者服务：010-62776969，c-service@tup.tsinghua.edu.cn
　　　　　质量反馈：010-62772015，zhiliang@tup.tsinghua.edu.cn
印 装 者：涿州市般润文化传播有限公司
经　　销：全国新华书店
开　　本：165mm×235mm　　　印　张：8.25　　字　数：124 千字
版　　次：2025 年 2 月第 1 版　　　印　次：2025 年 2 月第 1 次印刷
定　　价：68.00 元

产品编号：106477-01

编写委员会

前　言

结核病严重威胁人类健康，是全球重视的公共卫生问题。2015 年，世界卫生组织（World Health Organization，WHO）提出了终结结核病流行（END TB）的全球战略目标。该目标旨在 2035 年实现结核病死亡人数下降 95%，结核病发病率下降 90%，不再存在结核病导致的家庭灾难性支出。要实现这样的里程碑式目标，结核病防控工作迫切需要新技术、新工具和新策略的支撑。据模型估算，全球近 1/4 的人感染结核分枝杆菌（*Mycobacterium tuberculosis*，MTB）。少数免疫功能低下人群或免疫系统尚未发育成熟的未成年人在感染 MTB 后短期发病，而大多数感染者将进入长期的结核潜伏感染（latent tuberculosis infection，LTBI），5% ~ 10% 的潜伏感染者可能因衰老或免疫功能低下等问题发生活动性结核病。可见，LTBI 人群是一个庞大的潜在"患者库"。研究和实践证明，针对 LTBI 发病高危人群开展预防性治疗可以使发病风险下降 60% ~ 90%。因此，结核病预防性治疗成为保护 LTBI 高危人群、降低发病风险的重要手段。在此背景下，WHO 于 2015 年发布《结核潜伏感染管理指南》，倡导包括中国在内的结核病年发病率低于 100/10 万的中高收入国家和地区积极开展 LTBI 高危人群的预防性治疗。2023 年 9 月 22 日，联合国召开第二届防治结核病问题高级别会议，会议提出，预计到 2027 年，LTBI 高危人群的预防性治疗覆盖率达到 90%。作为实现 END TB 战略目标的重要组成部分，预防性治疗工作需要进一步得到加强和推动。

目前，我国实施以防治结合为核心的结核病防控策略，预防性治疗工作尚未系统开展。疫情特征和人群特征与结核病低负担国家不同，LTBI 高危人群的预防性干预策略不能照搬国外经验和指南，结核潜伏感染负担及其流行特征还基本不清，干预目标人群的界定和预防干预措施还处于探索阶段。因此，在没有结核病高负担国家成功经验可循的背景下，如何准确掌握我国不同地区、不同人群结核潜伏感染负担和流行特征、开展 LTBI 人群的科学管理以及探索适合我国国情的预防性干预策略具有重要意义。需要我们在评估感染负担的基础上建立 LTBI 人群的发病风险分级，利用更精确的鉴别诊断技术、更适合基层使用的 LTBI 检测技术、更安全有效的预防性干预方案以及更经济高效的干预管理系统，探索和优化针对不同目标人群的 LTBI 筛查和预防性干预策略。近些年，在 END TB 目标导向下，结核病的预防性治疗在我国也越来越受到重视。2020 年，国家卫生健康委办公厅印发《中国结核病预防控制工作技术规范（2020 年版）》，进一步强调"预防为主、防治结合"主导思想，首次将预防性治疗作为降低结核发病率的重要手段纳入防控策略。2023 年，中国疾病预防控制中心发布《中国结核病预防性治疗指南》，该指南旨在对全国预防性治疗工作的全面落实提供重要指导。至此，预防性治疗成为我国结核病防治策略的重要组成部分。

随着对结核病预防性治疗工作的重视，不断有地区针对不同重点人群开展 LTBI 流行病学调查和干预工作，为推动我国预防性治疗工作发挥重要作用，但也存在研究设计缺乏系统性、研究质量参差不齐等问题。明确的科学问题、规范的研究设计、清晰的技术路线和严格的质量控制是提升研究和工作质量的重要支撑。因此，编者以传染病防治科技重大专项支持的 LTBI 流行病学调查和干预研究项目为案例，对项目原始资料进行系统梳理和编辑加工，呈现这两类研究的研究目标、研究内容、技术路线、实施流程、质量管理等内容，以供我国结核病防治工作者参考和借鉴。

项目实施和本书编写过程中得到了侯云德院士、陈育德教授、金水高教授、刘剑君教授、庄玉辉教授、屠德华教授、马玙教授等领域专家的精心指导，也得到了研究团队所有同仁的大力支持和密切配合，在此一并表示最衷心的感谢！

编　者

2024 年 10 月

目　录

第一部分　结核潜伏感染的流行病学调查

第二部分　结核潜伏感染人群的干预研究

第一部分
结核潜伏感染的流行病学调查

第一章　概　述

结核病是严重危害人类健康的重大公共卫生问题，随着现代结核病控制策略的普及，我国的结核病防治工作取得了显著成效。但是，根据 WHO《2024 年全球结核病报告》，2023 年我国仍有 74 万新发病例及近 3 万死亡病例，目前仍属于结核病高负担国家。另外，据全球平均水平估算，我国感染 MTB 的群体庞大，在不进行任何干预的前提下，这些结核潜伏感染者中将产生几千万的活动性肺结核患者。这些新发病例还会进一步传播疫情，产生更多的新发感染者，从而给国家造成更沉重的结核病治疗负担。在疫苗和药物短期内难以实现突破的现状下，通过有效的干预手段阻断 LTBI 向结核病发展，从而降低结核病发病率，其重要性和必要性已是全球的共识，对我国的结核病疫情控制也将产生重要作用，也有望成为实现结核病控制中长期目标的重要突破口。

在缺乏 LTBI 监测体系、医疗卫生水平有待进一步提高和人口流动性大的情况下，探讨针对我国 LTBI 人群开展预防性干预的可行性及其适宜策略面临着缺乏基础性数据的限制。因此，早在 WHO 于 2015 年提出 END TB 全球战略目标并号召在全球范围内推广结核病预防性治疗之前，我国传染病科技重大专项于 2012 年就已经前瞻性布局立项开展 LTBI 的流行特征和干预策略的相关研究。首先，阐明 LTBI 流行的本底数据尤为重要。随着我国结核防控工作不断进步，相较于结核菌素皮肤试验（tuberculin skin test，TST），以 γ 干扰素释放试验（interferon-γ release assay，IGRA）为代表的特异性显著改善的新型检测技术得到普及，有必要利用新技术对我国的结核潜伏感染负担进行重新评估。另外，开展 LTBI 发病相关危险因素的界定将有助于掌握发病高危人群的特征以及准确界定预防性干预的对象。而队列研究可以为观察疾病发生发展进程、鉴定发病相关影响因素提供有力的流行病学证据。"结核分枝杆菌感染的流行病学调查和队列研究"（2013—2015）就是在这样的背景下启动的。

2013年，在国家传染病防治科技重大专项的支持下，编者团队针对我国四个不同结核病疫情地区的农村5周岁及以上常住人口同时采用TST和IGRA开展了一项大规模、多中心的流行病学调查和队列研究，基线调查发现我国不同疫情地区基于IGRA的结核潜伏感染率不足两成。基于该多中心的流行病学调查结果和全国结核病报告发病率数据，利用空间统计模型首次估算了基于IGRA结果的全国结核潜伏感染负担。《全国结核分枝杆菌潜伏感染率估算专家共识》指出以上工作填补了我国近二十年来全国性结核潜伏感染率的数据空缺，代表了我国摸清结核病流行本底的最新成果进展，为我国制定科学的结核病防控目标提供了重要的数据支撑。为系统掌握我国人群中MTB感染传播以及LTBI发病的流行病学特征，编者团队在基线调查基础上分别建立了LTBI阴性队列（1.7万人）和LTBI阳性队列（7505人），并进行为期十年的随访。通过LTBI阴性队列的随访首次获得我国农村人口MTB年新发感染率及新发感染的重点人群。LTBI阳性队列的两年随访首次获得我国潜伏感染人群的肺结核年发病率及农村社区潜伏感染发病的高危人群。利用危险因素之间的叠加效应可以有效地界定社区干预的目标人群。基于以上研究，为实现整体降低社区发病率的目标，编者提出在卫生经济学评价的基础上适当扩大干预规模，高度重视高危人群预防干预的同时向社区重点人群扩展，根据发病风险分级和可投入资源情况开展分级处置，实现"保护高危个体"和"降低社区发病率"两个功能定位的统一，对于落实国家策略、制定适宜的结核病预防性治疗技术指南具有重要的指导价值。

第一节　项目简介

一、研究目标

本项目的总体目标是获得我国不同结核病疫情地区农村常住人口MTB感染的流行病学本底数据；建立LTBI阴性人群和LTBI阳性人群研究队列，

通过长期随访获得研究目标人群的 MTB 新发感染率以及 LTBI 人群的活动性肺结核发病率，阐明感染和发病相关的危险因素及重点人群；在此基础上，系统评价不同 MTB 感染检测技术在中国人群的表现，初步建立适宜国情的 LTBI 检测技术路径。

二、研究内容

（1）在具有代表性的不同结核病疫情地区 5 周岁及以上农村常住人口中，分别利用 TST 和 IGRA 开展 MTB 感染的检测，在排除活动性肺结核的基础上获得目标人群的结核潜伏感染率及其流行病学特征。

（2）建立 LTBI 阳性队列，连续随访两年，利用肺结核可疑症状筛查、胸部数字 X 线摄影检查（digital radiography，DR）和 MTB 病原学检查等手段主动发现患者，获得 LTBI 人群活动性肺结核的发病率，并分析与 LTBI 人群发病风险相关的危险因素。

（3）建立 LTBI 阴性队列，连续随访两年，利用 TST 和 IGRA 开展连续监测获得 MTB 年新发感染率，并分析与感染风险相关的危险因素。

（4）比较 TST 和 IGRA 两种 MTB 感染检测方法在我国人群中的应用，通过队列随访观察不同检测结果与发病风险的相关性，分析可能影响检测结果准确性的因素。

第二节　技术路线

一、调查对象的选择

农村人口是我国结核病的高发人群，我国农村人口结核病患病率是城镇人口的 2 倍，近 70% 的活动性肺结核患者来自农村。综合考虑结核病疫情、地理位置、经济水平和前期工作基础等因素后，本项目选择了甘肃省陇西县、湖南省湘潭县、河南省中牟县、江苏省丹阳市的农村常住人口开展调查，这四个省份 2010 年活动性肺结核的登记发病率分别为 90.6/10 万、88.6/10 万、73.1/10 万和 54.0/10 万。

二、样本量计算

样本量是实现本项目研究目标的根本保证。本项目的主要研究目标是分析 LTBI 人群中活动性肺结核发病风险相关的因素，主要包括卡介苗接种史、年龄（60 周岁以上）、糖尿病史、免疫系统相关疾病史等。样本量的计算主要参考前两种因素在人群的暴露水平进行。假设农村人口的活动性肺结核年发病率为 80/10 万，人群中结核潜伏感染率约为 20%，则感染人群的年发病率为 400/10 万。如果连续观察两年暴露组和非暴露组发病风险比为 2.5，则需要完成随访的感染者样本量为 3112 人。考虑到两年随访率保持在 80% 以上，则需要在基线调查阶段发现 LTBI 者 3890 人。如果实检人口占应检人口的比例不低于 90%，则需调查 2.2 万人，即每个现场流行病学调查点（简称流调点）需要调查 5500 人。

三、调查对象的纳入、排除标准

1. 纳入标准

（1）5 周岁及以上（早于 2008 年 6 月 1 日出生）。

（2）本地户籍人口或常住人口，能保证完成整个研究周期（户籍人口：持有本地户籍的人口，但离开本地 6 个月及以上的户籍人口不作为本次应检人口；外来常住人口：虽无本地户籍，但调查时在本地已连续居住 6 个月及以上）。

（3）自愿签署知情同意书参加研究并配合完成研究内容。

2. 排除标准

（1）结核病现患。

（2）妊娠期或准备妊娠的女性。

（3）因禁忌证等原因不能完成 TST 或 IGRA 任何一项者。

四、LTBI 的基线调查

按照调查对象的选择和纳入排除标准，确定应检人口，开展问卷调查、肺结核可疑症状调查、胸部 DR 检查和 TST 检查等，采集血液样本开展 IGRA 检查。可疑症状者或疑似患者将被转介至结核病定点医疗机构进行确诊。在排除活动性肺结核的基础上，MTB 感染检测阳性者将被界定为 LTBI 者。

五、LTBI 阳性队列的建立和随访

在 LTBI 基线调查的基础上，建立 LTBI 阳性队列（TST 或 IGRA 任一检测结果为阳性）并开展季度维护、2015 年年度随访观察肺结核发病情况。季度维护主要通过家访、电话访问等多种形式对调查对象进行定期访问，了解有无可疑症状或发病情况。2015 年年度随访的内容包括发病危险因素相关的问卷调查和胸部 DR 检查等。另外，项目定期结合国家结核病网络直报系统核对调查对象的发病情况，最大程度地保障新发病例的发现和跟踪，从而获得活动性肺结核的发病率以及与 LTBI 发病风险相关的危险因素。

六．LTBI 阴性队列的建立和随访

在 LTBI 基线调查的基础上，建立 LTBI 阴性队列（TST 或 IGRA 检测结果为阴性）并开展季度维护和2014 年年度随访观察新发感染情况，针对新发感染者进行为期一年的随访以观察持续性感染和发病情况。季度维护主要通过家访、电话访问等多种形式对调查对象进行定期访问，了解 MTB 暴露和结核病患病情况。2014 年年度随访的内容包括新发感染相关的问卷调查、TST 和 IGRA 检测以及胸部 DR 检查等。2015 年年度随访的目标人群仅限于 2014 年 IGRA 转阳者，调查的内容包括近期感染发病相关的问卷调查、TST 和 IGRA 检测以及胸部 DR 检查等。

七、数据的统计分析

针对研究过程涉及的调查对象的社会人口学和病史信息、新发患者的临床信息、实验室检测结果、临床检查结果等数据建立电子数据库，根据不同研究目标，进行如下统计分析。

1.调查对象结核潜伏感染率及其影响因素

在排除活动性肺结核的基础上，结合 TST 和 IGRA 的检测结果，获得

不同研究现场 5 周岁及以上农村常住人口结核潜伏感染率。参照 2010 年全国人口普查的性别年龄组成进行各现场调查结果的标准化,以实现不同研究现场之间潜伏感染率的直接比较。结合调查对象的社会人口学和病史信息等分析与结核潜伏感染风险有关的影响因素。

2. 调查对象 MTB 新发感染率及其影响因素

根据 LTBI 阴性队列 2014 年年度随访 TST 或 IGRA 检测结果转阳和 2015 年年度 TST 或 IGRA 检测持续阳性的情况,获得研究现场 MTB 年新发感染率和新发感染人群的持续感染状况。结合调查对象的社会人口学和 MTB 暴露史等信息等分析与 MTB 新发感染有关的影响因素。

3. 分析潜伏感染人群发病相关的危险因素

在 LTBI 阳性队列随访的基础上,获得 LTBI 人群的活动性肺结核发病率,从社会人口学特征、生活习惯、健康状况等多角度进行发病相关危险因素的分析。

4. 初步建立符合中国人群特征的 LTBI 检测技术路径

对 TST 和 IGRA 的检测结果进行系统分析和比较,探讨人群特征、年龄、性别、卡介苗接种史等因素对检测结果的影响,分析比较基线调查阶段 TST 和 IGRA 两种检测方法的结果与后期发病风险的相关性,在此基础上提出符合中国人群特征的 LTBI 检测技术路径。

八、技术路线图和时间轴

本研究技术路线图如图 1-1 所示,本研究时间轴如图 1-2 所示。

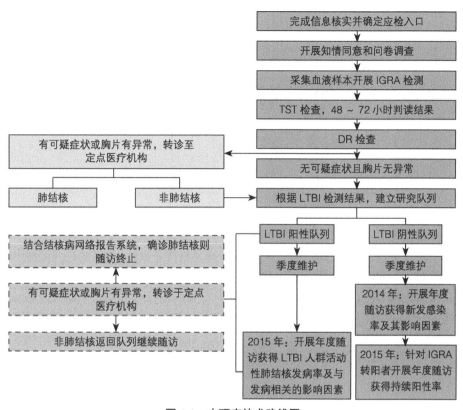

图 1-1　本研究技术路线图

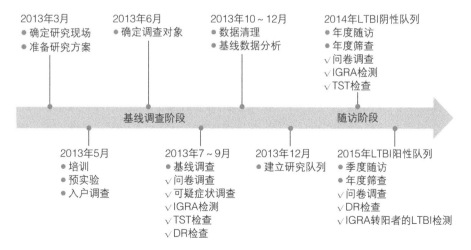

图 1-2　本研究时间轴

第二章　组织准备

第一节　实施细则

　　各实施单位应成立领导小组和技术指导组，结合各地实际情况制定实施细则。实施细则需根据项目整体研究方案的框架结合各研究现场具体情况针对项目准备、项目实施、项目评估过程中的各个工作步骤进行细化，并明确岗位分工、时间进度等具体事宜。

第二节　现场选择

　　各农村现场流调点的选择应遵循以下原则。

　　（1）基本条件：以村为单位选取的流调点应该具有组织和参与大型流行病学调查的经验和基本条件，并且能够得到当地行政管理部门的支持和重视。

　　（2）人口总数：单个自然村常住人口数不少于1000人。

　　（3）人口构成：流调点90%以上的调查对象符合入组标准、确定为应检人口，且95%及以上的应检人口能够参与项目调查。具体应满足以下条件：①人口年龄和性别构成具有当地农村人口的代表性；②非农村户籍比例低于10%；③非本地户籍常住人口（最近一年内，连续居住时间大于6个月）比例低于10%；④户籍人口中，最近一年内连续居住时间小于6个月的人口比例低于20%；⑤人口居住相对集中，便于现场调查工作的开展。

　　（4）人口健康状况能代表当地平均水平：癌症、糖尿病、高血压等重要慢性病的发病水平接近当地平均水平；结核病、HIV感染、病毒性肝炎等传染病的发病水平接近当地平均水平且最近三年内没有出现过其他传染病暴发。

（5）地理位置：交通便利，便于各项工作的开展，包括临床检查、实验室检测、样本运输与保存等。

（6）经济水平：家庭平均收入接近当地农村平均水平。

第三节　工作条件

一、人员

根据实施细则确定各研究现场的工作人员和具体分工，所有项目人员均应培训后上岗。不同职责的项目人员应满足相应条件，具体如下。

（1）协调员、问卷调查员等非临床、非实验室人员：熟悉当地地理情况；会说当地方言，善于沟通、交流；年龄大于或等于18周岁，小于65周岁；身心健康。

（2）临床人员（胸部 DR 检查，TST 检查，血液样本采集等相关人员）：具有相应的临床从业资格；具有丰富的临床经验；参加相关培训并考核合格。

（3）实验室人员（IGRA 检测等相关人员）：具有相关的工作经验；参加相应实验室培训并考核合格。

二、空间

项目实施所需空间及要求见表2-1。

表 2-1　项目实施所需空间及要求

名称	用途	要求
现场调查		
接待处	发放及收集体检表、咨询；登记、确认调查对象、操作数据管理软件打印编号条码及硬件维护；发放礼品等	位于显要位置并进行标示，便于调查对象发现
候诊室	用于调查对象等待体检	环境和设施便于调查对象等候检查；在墙上张贴现场调查流程图

续表

名称	用途	要求
问卷调查室	用于开展问卷调查	应为单独房间；具备常规问诊所需条件和设施
胸片拍摄室	用于胸部 DR 检查	能满足 DR 胸片拍摄、洗片的基本要求；配备儿童、成人防护服等防护装置
TST 检查室	用于结核菌素纯蛋白衍生物（purified protein derivative of tuberculin，PPD）皮内注射和结果测量	应为单独房间，空间上能满足工作需要；配置 4 ℃ 冰箱，以随时存取试剂
采血室	用于血液样本采集	应为单独房间，空间上能满足工作需要；配置至少 1 台 4 ℃ 冰箱；房间内光线充足
工作人员办公室	工作人员临时休息、开会；存放宣传材料、空白问卷等其他各种材料	应由专人保管钥匙，避免项目以外人员随便出入
资料保存室	存放已经完成的问卷、DR 胸片、检查结果和安装有数据软件的计算机	应为单独房间，配置带锁资料柜；配置带有密码的项目专用计算机；能满足问卷等信息保密要求
实验室		
IGRA 检测室	开展 IGRA 检测，保存相应试剂	实验室环境和配置符合相应实验要求和生物安全要求
资料保存室	存放实验室检查结果、实验室文件和记录表，以及安装有数据软件的计算机	应为单独房间，配置带锁资料柜；配置带有密码的项目专用计算机；能满足项目信息保密要求

三、仪器设备

项目实施涉及的实验室仪器设备及其他常规支撑设备清单见表 2-2。

表 2-2 项目实施所需试剂与设备

名称	用途
结核菌素纯蛋白衍生物（PPD）	TST 检查
QuantiFERON-TB Gold in-tube（QFT-GIT）	IGRA 检测
酶标仪	IGRA 检测
振荡器	IGRA 检测

续表

名称	用途
恒温培养箱	IGRA 检测
多道可调式微量加样器	IGRA 检测
低速离心机	IGRA 检测
微量加样器	IGRA 检测
普通冰箱	保存试剂、样本
数字胸部 X 线机	用于胸片的拍摄
去离子水机器	用于制作实验用纯水
高压灭菌器	用于实验垃圾等高压灭菌

第四节 岗位分工

项目人员根据所承担的研究任务分成技术组、质量控制组、流调组、实验室组和数据组，详见表 2-3。

表 2-3 各岗位分工与职责

岗位名称	分工与职责	备注
项目负责人	负责项目的组织实施和管理	
执行负责人	整体负责研究的组织实施、协调管理、质量控制、数据管理和分析等	
协调员	负责各现场研究工作的组织协调和质量控制	
流调点负责人	负责流调点各项工作的组织实施和协调管理	
技术组		
患者鉴别转诊责任专家	指导疑似患者的鉴别和转诊	
胸片阅片责任专家	胸片阅片的整体技术指导、疑难胸片的会诊	
TST 责任专家	TST 检查的皮内注射和结果测量的整体技术指导	
IGRA 责任专家	IGRA 检测整体技术指导	
质量控制组		
流调现场质量控制责任人	负责流调现场总体质量控制	可由流调组组长兼任

岗位名称	分工与职责	备注
实验室质量控制责任人	负责样本分离和保存、IGRA 检测、仪器设备和耗材的使用以及实验室生物安全的监督与管理	可由实验组组长兼任
数据质量控制责任人	负责确保项目数据真实、客观、准确	可由数据组组长兼任
流调组		
组长	总体负责流调组研究任务的组织实施、质量控制和数据管理等	
协调员	总体协调问卷调查现场的工作；督促和动员调查对象参与项目；为问卷调查员开展工作做好组织管理的支撑；组织调查对象参与体检环节	可以是当地结核病防治机构工作人员或流调点村委会成员，具有一定威望，熟悉当地方言、风土人情和文化；长期居住在流调点，熟悉当地地理环境
宣传发动员	负责所在流调点的宣传与发动；农村现场外出人口的告知；解答调查对象针对项目所关心的问题等	熟悉当地方言；熟悉流调点的人口流动情况及地理状况；具备一定的结核病背景知识
接待员	调查对象登记和身份核查、发放和回收检查单、发放礼品。5～14 周岁的调查对象若属于结核病密切接触者、有肺结核可疑症状、IGRA 结果阳性或 TST 结果阳性，应敦促其拍摄胸片	
问卷调查员	负责核查调查对象身份、获取知情同意、完成调查问卷；当天调查完成后，将问卷交给问卷核查员，针对反馈问题进行核实和补充，与核查员达成一致后签字；将审核完毕的问卷交予流调组组长；负责可疑症状者的转诊服务	熟悉当地方言、风土人情和文化，年龄 65 周岁以下；具有一定的文化水平，良好的沟通能力；具有临床医师资质
问卷核查员	负责对问卷调查员当日完成的全部问卷进行审核，反馈审核意见，与问卷调查员达成一致后签字；负责调查对象病史和症状调查并填写问卷；调查完成后，向调查对象发放体检卡，并告知体检时间、地点、注意事项等	熟悉当地方言、风土人情和文化，年龄 65 周岁以下；具有一定的文化水平，良好的沟通能力
问卷质量控制员	按照质量控制计划对当日完成的调查对象知情同意书、调查问卷进行随机抽取 10% 进行审核并填写《质量控制记录表》；及时向问卷调查员和流调组组长反馈问题、解决问题	具有一定的文化水平；熟悉问卷信息

岗位名称	分工与职责	备注
胸片拍摄员	负责胸部 DR 检查：对于不合格或者冲洗模糊不清的胸片，及时告知调查对象重新拍摄；对于不方便出门的调查对象，上门拍摄胸片；冲洗疑似肺结核患者或有可疑症状者的 DR 胸片	有 5 年或以上肺结核正位胸片拍片经验
胸片阅读员	负责阅读胸片并填写诊断报告，负责疑难结果的上报；质量不合格的胸片与胸片拍摄员和调查对象沟通重拍；有异议的胸片邀请技术组专家复核；负责 DR 胸片和结果报告单的临时保存，每天工作结束后，收集 DR 胸片和 DR 胸片结果报告单	有 5 年或以上肺结核正位胸片阅片经验
胸片阅读质量控制员	DR 胸片拍摄部位、清晰度、对比度等质量控制；按照质量控制计划抽取当日 10% 的调查对象 DR 胸片及结果进行复核，填报质量控制记录；及时向胸片阅读员反馈问题、解决问题	具有丰富的 DR 胸片拍摄与阅读经验
PPD 皮内注射员	负责 PPD 皮内注射：核对调查对象个人信息和调查对象 ID 号，询问调查对象是否已完成血样采集并判断调查对象是否适宜注射 PPD；正确保存与管理试剂及注射器；告知调查对象结果测量时间和方式及注射可能带来的不适和处理方法	有 5 年或以上 PPD 皮内注射经验；具有一定的医学背景
PPD 结果测量员	负责 PPD 结果的测量和记录；对于皮肤反应症状严重者，告知其注意事项；PPD 结果记录单于当日集中收集	有 5 年或以上 PPD 结果测量经验；具备一定的医学背景
TST 检查质量控制员	按照质量控制计划随机抽取当日 10% 调查对象进行 PPD 皮内注射和结果测量的核查，对试剂合理使用进行监督，并填写《质量控制记录表》；及时向注射员、结果测量员反馈问题、解决问题	具有丰富的皮内注射和 PPD 结果测量经验
采血员	负责静脉血采集：核对调查对象个人信息和调查对象 ID 号，询问调查对象是否有晕针（血）史，如有，请临床医生确认是否采血；严格按照操作规范进行采血，填写样本采集工作日志；正确编号采集的静脉血样本，并用规定的标签标记；采样后及时将采集的样本按要求临时保存；按照标准化操作规程包装样本，与样本运输员进行交接，并填写好交接记录；处理采集血液过程中所产生医疗垃圾；保存采集血样所涉及采血针、采血管等耗材及试剂；对于不方便出门的调查对象，上门采集血样	从事护理工作 1 年或以上；能够熟练采集成人和儿童静脉血；具备一定的医学背景

续表

岗位名称	分工与职责	备注
血样采集质量控制员	采集样本耗材及试剂合理使用情况监督；样本编号与样本采集量的质量控制；填写《质量控制记录表》；及时向采血员反馈问题、解决问题	
样本运输员	提前联系好运输车辆，准备运输箱、填写样本运输记录；按规定将运输的样本运输到目的地实验室，并办理交接手续；运输过程中应携带急救包（装有消毒剂、敷料和手套等）；运输过程中遇到特殊情况和难以解决的问题，应在第一时间向流调点负责人汇报	
实验室组		
组长	总体负责实验室检测的组织实施、质量控制和数据管理等	
协调员	负责实验室工作的组织协调，确保实验室工作顺利有序地进行	
IGRA 检测员	负责接收现场运送的样本并在样本运输记录上签名；负责 IGRA 检测和数据管理；保管试剂；上报疑难问题；保存检测结果原始单据并填写调查对象检测结果表；处理实验过程中所产生的实验室垃圾，填写相应实验室垃圾处理记录；保存与保管实验过程中所使用实验器材、试剂及实验耗材；将实验结果录入计算机，发送给数据管理员	熟悉实验室工作。实验前须准备好要检测的样本、检测用试剂、样本检测记录单及各种消耗用品；严格按照标准操作规范（standard operation procedure，SOP）进行实验操作
生物安全员	负责实验室的生物安全检查，监督生物安全管理制度的执行和落实，发现问题及时纠正、上报	
数据组		
组长	总体负责研究数据的汇总、管理、质量控制和实时上报	
数据协调员	负责数据收集、录入、审核、管理等工作的组织协调；原始数据均上交由各工作组组长，由组长交由数据管理员进行下一步的录入和审核	可以由各工作组组长兼任
数据管理员	负责现场调查和实验室检测所涉及的问卷、表格、检查报告的收集、保存、管理，并及时反馈给数据录入员，定期完成数据上报，保证每一个调查对象资料的完整性	熟悉常用办公软件和数据管理软件

续表

岗位名称	分工与职责	备注
数据录入员	负责调查对象个人信息库的建立和维护；负责问卷、临床和实验室检测结果等资料的录入、整理、备份；双人录入的数据核对和合并；维护数据软件和计算机	熟悉常用办公软件和数据管理软件
数据录入质量控制员	按照质量控制计划，抽取当日录入数据的 10% 进行电子数据和原始数据的核对，填写《质量控制记录表》；向数据录入员和各组组长及时反馈发现的问题，及时解决问题	

第五节　人员培训

规范和全面的人员培训是保证研究质量的重要内容，研究要求全部项目人员培训后上岗。为了达到更好的培训效果，可以按照培训对象和培训内容的不同采取多种方式开展岗位培训和考核。

一、项目动员与实施方案培训

项目动员与实施方案培训旨在使参与研究的全体工作人员了解本项目的重要性和意义，熟悉研究的背景、实施路线和内容，知晓项目管理的规定和条例，明确岗位分工和职责，提高生物安全和数据保密意识。由研究现场专家使用主题演讲的方式对全体现场工作人员进行培训，具体内容如下。

（1）项目背景：包括国内目前的结核病防控现状、目前结核病防控研究的主要方向。

（2）项目内容及技术路线：包括获得不同人群结核潜伏感染率、建立 LTBI 阳性和阴性人群队列；研究的实施路线和基本流程；调查对象的纳入标准，研究涉及的检查项目；随访工作要求。

（3）项目实施时间节点及项目进度：包括研究实施时间安排、进度安排和内容。

（4）项目主要分工及主要岗位职责：包括现场工作人员的分工和各自的岗位职责。

（5）生物安全及保密内容：包括生物安全和数据保密的重要性、调查对象隐私权的重要性、违反研究相关规定有可能造成的严重后果和不良社会影响。

（6）质量控制和数据管理：质量控制的培训内容包括质量控制方法、内容和要求；数据管理的培训内容包括数据的收集、录入、核对、保存以及数据保密。

培训期间，全部研究工作人员须仔细阅读并签署项目保密协议，所有接触临床样本的工作人员须仔细阅读并签署生物安全承诺书，并严格遵守相关规定。

二、现场调查人员培训

现场调查人员培训由技术指导组专家开展，面向所有参加现场调查的工作人员，包括流调点负责人、现场项目协调员、接待员、调查员、体检医生、采血员、运输员、质量控制员、数据管理员和实验室检测人员等。本培训应在现场预实验开始前进行，规范现场调查中每一个工作岗位的工作内容和流程，建立标准化的操作程序，并根据培训演练进一步调整操作程序，以达到熟悉工作流程和工作责任的目的。

培训以授课与演练相结合的形式进行，内容为各个工作岗位的流程和SOP。关键内容包括调查对象接待和身份核实、问卷调查和访谈技巧、质量控制、TST检查、血液样本的采集和运输等。培训完成后应进行考核，以岗位演练过程中对岗位工作的熟悉程度、演练的实际表现为依据进行评分，80分及格。

三、临床技术培训

临床技术培训包括胸片拍摄和阅片培训、TST检查培训两部分。

胸片拍摄和阅片培训旨在提高各个调查现场胸片结果判读的正确率、统一判别标准，由相关领域专家向各现场协调员、负责胸片拍摄和结果判读的医师和技师进行培训授课。培训以授课与实际拍片、阅片相结合的方式进行，由专家讲解拍摄过程中的注意事项、相关文件的保存和结果判读标准等。参考教材为授课专家讲义，同时准备两套标准胸片作为练习和考核工具。以标准胸片的正确判读作为考核标准，80 分及格。

TST 检查培训旨在规范 TST 检查的操作和流程、统一测量标准和结果判定时间，由相关领域专家向各现场协调员、PPD 皮内注射员和结果测量员进行培训授课。培训以授课、见习和实习相结合的方式进行，由拥有丰富经验的医生或护士进行 TST 检查的药品制备、接种部位和深度、结果判读的标准和质量控制的讲解和演示。教材为授课专家讲义和 TST 检查的 SOP。培训考核分为接种考核和结果测量考核，要求人员合格率不低于98%。

四、质量控制和数据管理培训

质量控制和数据管理是保证调查研究数据真实性、准确性和安全性的重要环节。该培训由相关领域专家以授课与演练相结合的方式开展，主要面向现场项目负责人、现场协调员、质量控制员和数据管理员。培训内容包括实施方案中质量控制、数据收集、数据软件使用以及每日数据录入、核对及修改和数据库的日常维护及安全管理。培训教材为质量控制和数据管理的相关 SOP、数据软件使用手册。培训完成后进行问卷调查演练，对问卷填写、数据录入和数据管理等操作进行考核，并进行质量控制方法、内容和要求的掌握程度考核，正确率不低于 90% 为合格。

五、实验室技术培训（结合预实验）

实验室技术培训旨在让实验室相关工作人员了解实验室检测和血样处理工作的内容和要求，熟悉实验室工作流程和标准，培养实验室生物安全意识，熟练掌握研究所需检测和样本处理工作的操作和技术要领。培训对象为各个研究现场的实验室相关工作人员，包括但不限于：血样处理人员、IGRA 检测人员、样本运输员、生物安全员、废弃物处理人员。

培训由相关领域专家组织开展，先通过集中讲解和演示使培训对象了解和熟悉培训内容，然后指导培训对象进行实习操作，使其逐渐掌握操作技术要领。主要培训内容如下。

（1）生物安全培训：实验室环境和设施管理；实验室试剂耗材管理；仪器设备管理；实验室检测操作；样本采集、运输、处理和保存；在各个现场操作环节中产生的废弃物的处理；实验室工作人员的自身防护；生物安全事件的处理规范。

（2）IGRA 检测技术培训：样本处理的操作要点；样本在不同状态的有效期限；检测试剂的保存；检测操作的规范；标准品的稀释步骤和标准；检测数据的录入；结果判读软件的使用；数据录入软件的使用和数据上报；检测工作中常见问题的处理。

（3）仪器操作及维护：酶标仪的程序设定和操作规范；台式低速离心机的程序设定和操作规范；超低温冰箱的使用和维护；生物安全柜的使用和清理；高压灭菌器的使用和维护。

培训结束后，通过提问培训内容、观察培训对象进行实习操作，考核其对培训内容的理解和掌握程度。考核不合格者需要进行二次培训，合格后方可承担项目的实验操作。

第六节　收集调查对象信息

一、调查对象的选择

调查对象为各现场流调点 5 周岁以上的农村常住人口。户籍人口的调查对象要求其最近一年内外出时间少于 6 个月；当地户籍人口外出不足 6 个月且基线调查开始时不在当地者，应尽量劝其返回当地接受检查。如实在不能返回接受检查，按未检记录。非户籍人口的调查对象要求其最近一年内连续居住时间超过 6 个月。

二、收集内容

（1）由研究现场协调员填写《流调点基本信息表》（附件 1-1）。

（2）由流调组与所在县（区）相关人员通过当地的县（区）或乡镇派出所、负责管理外来人口的相关部门或当地主要协调员收集流调点调查对象的信息，按照《流调点户卡和人口信息核查表》（附件 1-2）的要求整理成统一的格式，并按照调查对象 ID 号的产生规则进行编号。现场流调点调查对象 ID 号由 8 位数字构成，按照现场数字代号（1 位）—流调点序号（1 位）—该点内的户号（4 位）—该户内的个号（2 位）顺序排列组成。一律用阿拉伯数字书写。现场数字代号湖南"1"、甘肃"2"、江苏"3"、河南"4"；2 位数字从"01"编起；4 位数字从"0001"编起（表 2-4）。例如：江苏省第 2 流调点的流调点编号为"32"，其第 319 户的第 1 个人的调查对象 ID 号为"32031901"。

附件 1-1

附件 1-2

表 2-4 调查对象 ID 号示意表

现场数字代号（省）	流调点序号（村或居委会）	户号	户内号
3（江苏）	1、2、3……	0001、0002、0003……	01、02、03……（户内第一人为户主）

（3）收集流调点辖区疾病预防控制部门登记的既往和现患结核病患者信息。

第七节 预实验

预实验的目的旨在发现实施中各个环节中存在的问题，以完善实施方案。预实验内容为基线调查阶段自知情同意开始的所有现场研究流程，预实验调查对象人数不少于 20 人。预实验完成后，召开总结会，根据预实验的实际情况重新修订完善实施细则。

第三章　基线调查

第一节　确定应检人口

各实施单位须严格按照各自现场的调查对象纳入标准确定应检人口，不符合纳入标准的人口均应排除。开始现场工作前两周，必须先明确现场的应检人口，逐户核对，排除不符合基线调查标准的调查对象，完成《流调点户卡和人口信息核查表》，记录未纳入调查的原因。确定应检人口后，整理《调查对象身份核实表》（附件 1-3）。应检人口未清查核实前，不得开始调查对象的问卷调查和体格检查等工作。

附件 1-3

第二节　问卷调查

问卷调查主要包括核实调查对象的身份、签署知情同意书和完成调查问卷。

一、身份核实

体检开始前应首先进行身份核实。接待员应核对调查对象身份证上的照片、身份证号码、姓名、性别和出生日期。对身份信息不符的人员，不予发放《基线调查检查单》（附件 1-4），应及时联系流调组协调员再次进行核实，确认身份信息符合后才可以向其发放《基线调查检查单》。若对方确不属于本项目调查对象，应向其解释项目规定，并引导其按照常规程序就医或咨询。

附件 1-4

二、签署知情同意书

知情同意书签署应由调查对象和调查员配合完成。须注意以下事项。

附件 1-5　　　　　　附件 1-6

（1）调查员确认使用的知情同意书是经伦理审查委员会批准版本（附件 1-5、附件 1-6）。

（2）创造一个和谐、自然的谈话氛围，使调查对象放松。针对不同的调查对象，用其能够听懂和理解的语言详细介绍研究目的、研究内容、研究时间安排、利益和风险等。

（3）给予调查对象充足的时间阅读、考虑、消化知情同意书的内容，如有疑问，随时提出问题。调查员要仔细解释调查对象提出的问题，强调调查对象的参与是完全自愿的，他（她）可在任何时候退出该研究而不受任何影响。

（4）如果调查对象同意参加该项研究，请他（她）在知情同意书上签名或按手印，调查员也要签上自己的名字和日期。参与者若无法签字或按手印，则应有在场的证人签名和签署日期，证明研究者已经按照知情同意书的内容如实取得了调查对象的知情同意，并且调查对象自愿地参加本项研究。对于 5 ~ 15 周岁儿童，要征得他（她）的父母或监护人的知情同意，其中对于 11 ~ 15 周岁儿童还要征得本人的口头同意。对于已经成年但无民事行为能力的调查对象，应在证人证明下由其监护人代为签署。

（5）调查对象签署了知情同意书，表示其自愿参加本项研究，审核无误后，调查员保留知情同意书原始文件。

三、完成调查问卷

问卷调查应使用项目专用的《结核分枝杆菌感染流行病学调查问卷》（附件 1-7），由调查员根据调查对象的回答，依照《调查问卷填写指南》（附件 1-8）进行填写。

附件 1-7　　　　　　附件 1-8

1. 问卷调查的技巧及注意事项

调查员要使用平常的语气交谈，避免使用审查性或威慑性的语气与待调查对象交谈。交谈期间，调查员应准确地读出调查表中所列的问题，如果调查对象对问题理解有困难，可以适当地对问题的内容进行解释，但不要引导调查对象做出带有倾向性的回答。

调查员应按照问题的次序询问，并严格根据调查对象的回答填写问卷。不要根据前面的回答猜测后面的回答；不要为了追求与其他回答一致而主观改变以前的回答；不要没有对调查对象提问就填写表格。

为保证问卷填写质量和数据的真实性及准确性，禁止由调查对象自行填写调查问卷，必须由调查员填写。填写问卷时，必须用钢笔或者签字笔，不能使用铅笔或圆珠笔。字迹要清晰，字体不能潦草，不能写连笔字。问卷一经填写不得轻易涂改，如果必须修改，须在原答案上画一条斜杠，在旁边填写上正确的答案，并签上修改人的姓名和修改日期。

2. 肺结核可疑症状调查

调查员应询问调查对象身体状况、近期是否患过感染性疾病、近期服用过何种药物。调查员应对调查对象的身体状况和临床症状表现进行真实、科学、客观的分析和判断，耐心地解答调查对象有关医疗方面的咨询，不能恐吓、误导调查对象。

如发现调查对象出现疑似活动性肺结核症状，应及时与放射科医生沟通，结合调查对象的胸片结果，确认其是否为疑似活动性肺结核患者，并填写《转诊和追踪记录表》（附件 1-9），并由体检小组协调员督促调查对象前往指定结核病防治机构进行确诊。为保护调查对象的隐私权，不得随意将《转诊和追踪记录表》交由其他无关人员进行查阅或保管。

附件 1-9

如果在问诊中发现调查对象患有非结核病的其他急需就诊疾病，应转介其到当地正规医疗机构就诊和治疗。

问卷调查完成后，由审核员在当天内完成问卷的审核。如果发现漏填、错填等问题，应立刻与调查对象联系进行补填或修改，并在补填或修改后再次进行质量控制，直到问卷调查员和审核员意见统一。

第三节 体格检查

体格检查主要包括常规检查、血液样本采集、TST 检查和胸片拍摄检查等。

一、常规检查

调查对象须持《基线调查检查单》到常规体检处进行卡痕、身高、体重、腰围、血压和脉搏的测量。测量前，工作人员应核对调查对象 ID 号、姓名、性别等信息，确认无误后方可进行测量；测量完成后，工作人员将测量结果记录于《结核分枝杆菌感染流行病学调查问卷》，同时指引调查对象依照检查流程前往相应科室进行后续检查。

二、血液样本采集

调查对象须持《基线调查检查单》到采血室进行血液样本采集。血液样本采集应由经过本项目统一培训并考核合格的工作人员进行，严格按照血液样本采集 SOP 的要求进行样本采集工作，避免因采集不当对调查对象的身体健康造成伤害。

根据 IGRA 产品说明书要求，应使用规定的采血管采集符合要求的血液样本（5 ~ 14 周岁调查对象的血液样本应由具有儿童血液样本采集经验的工作人员采集）。采血管在使用前后均应统一保存和管理，未使用过的采血管应单独保存，以免污染。

工作人员应在 17 ~ 25 ℃ 的环境下采集血样。在采血前，应核对调查对象 ID 号、姓名、性别等信息，无误后方可进行血液样本采集。采血顺序：Nil 对照（灰色）、TB 抗原（红色）、Mitogen（紫色）。必须严格按照顺序进行采血。1 mL IGRA 检测采血管每管采集 0.8 ~ 1.2 mL 血液，采血管壁上的黑线处为 1 mL 容量指示线。采血量不能少于或超过规定采血范围，否则会影响检测结果。

采集完毕后，立即将 1 mL IGRA 检测采血管上下充分振摇 10 次，以确保整个试管内层都被血液覆盖。不可剧烈摇晃使血液产生气泡，或将分离胶从底部摇上来。混匀后的 1 mL IGRA 检测血样可临时放置在 17 ~ 27 ℃环境下，切勿冷藏或冷冻。

　　血液样本采集完成后，采血员须在采血管上粘贴调查对象 ID 号并填写《血液样本采集工作日志》（附件 1-10），同时在《基线调查检查单》上的血液样本采集项目上签字，以证明调查对象完成了此项目。

　　如果调查对象在血样采集过程中或在采集后出现不适及其他紧急情况，应立即进行急救处理并联系相应科室医护人员进行救治。

附件 1-10

三、TST 检查

　　已完成血液样本采集的调查对象持《基线调查检查单》进行 PPD 皮内注射，未进行血液样本采集的调查对象不能进行 TST 检查。

　　PPD 皮内注射工作应由经过本项目统一培训并考核合格的工作人员进行。PPD 皮内注射人员同时负责试剂的统一保存和管理，防止丢失或造成污染。

　　接种前，工作人员应核对调查对象 ID 号、姓名、性别等信息，确认该调查对象已完成血液样本采集，并向调查对象询问其身体状况，以判断其是否适宜进行 PPD 皮内注射。确认无误后方可进行注射。由于身体原因确不适宜进行 TST 检查的，可以不进行注射，由工作人员在《PPD 注射 / 结果测量工作日志》（附件 1-11）中注明原因。

　　PPD 皮内注射操作规程参考产品说明书。PPD 皮内注射人员应严格按照说明书的要求进行接种工作，避免因操作不当对调查对象的身体健康造成伤害。

　　接种后，应告知调查对象 PPD 皮内注射后可能出现的不适症状和相应的处理方法，并由注射员填写《PPD 注射 / 结果测量工作日志》并在《基线调查检查单》上的"PPD 皮内注射"项目上签字，以证明调查对象完成了此项目。

附件 1-11

如果调查对象在 PPD 皮内注射过程中或在注射后出现不适及其他紧急情况，应立即进行急救处理并联系相应科室医护人员进行救治。

PPD 皮内注射后 48 ~ 72 小时由 PPD 结果测量员对调查对象 PPD 反应进行测量并记录。注射时间和结果测量时间需要进行详细记录，测量结果需按照要求记录（横径×纵径，单位 mm）。参与本项目的 15 周岁以下（5 ~ 14 周岁）的调查对象如果出现 PPD 反应强阳性（硬结平均直径 ≥ 15 mm 或局部有水疱、出血、坏死及淋巴管炎者）需要进行胸部 DR 检查。

四、胸片拍摄检查

调查对象须持《基线调查检查单》到胸片拍摄室接受胸片拍摄检查。

胸片拍摄应由经过本项目统一培训并考核合格的工作人员进行。拍摄胸片前，由工作人员核对调查对象 ID 号、姓名、性别等信息，无误后方可进行胸片拍摄。若调查对象在本项目现场调查开始前 2 周内曾经拍摄过胸片或 CT，可以不用再次拍摄。但必须由调查对象提供就诊记录和拍摄的胸片或 CT 片，经胸片拍摄工作人员核对身份信息和拍摄质量后，保留拍摄原件或副本进行统一结果判读。

胸片拍摄规程及质量要求应参考行业技术规范。凡拍胸片者，一律拍后前位全胸片。每个受检对象的胸片上要显示其调查对象 ID 号及姓名，以便于后期核对。拍摄好的胸片质量要符合要求，发现胸片质量影响诊断时，应及时重拍。

拍摄完成后，由工作人员在《基线调查检查单》上"胸片拍摄"项目上签字，以证明调查对象完成了此项目，并填写《胸片拍摄工作日志》（附件 1-12）。

由胸片阅片员进行集中阅片（阅片规程及标准参考行业技术规范），并将胸片检查结果记录在《胸片结果报告单》（附件 1-13）上。调查对象完成胸片检查的 36 小时内必须完成阅片，并将阅片结果交由接待处告知调查对象。

参照国家《放射诊疗管理规定》及《中

附件 1-12　　　　附件 1-13

附件 1-14

国结核病防治规划实施工作指南》，参与本项目的 15 周岁以下（5 ～ 14 周岁）的调查对象如果出现以下情况中的任何一项则需要进行胸部 DR 检查，否则均可不拍摄胸片：①可疑症状者；② TST 反应强阳性（硬结平均直径 ≥ 15 mm 或局部有水疱、出血、坏死及淋巴管炎者）或 IGRA 阳性者；③肺结核患者的密切接触者（家庭成员、同学和邻居等）。对于 15 周岁以下需要补拍胸片的调查对象需要填写《15 周岁以下胸片拍摄条件核查及记录表》（附件 1-14）。

第四节　样本和文件运输

一、血液样本的运输

IGRA 血液样本采集完成后，应在室温（17 ～ 27 ℃）下临时保存，不可冰冻或置于冰块中，并于 16 小时内运送至实验室进行孵育。

1. 样本运输车辆的管理

样本运输需参考国家相关规定。样本运输车辆尽量做到专车专用，除非发生突发状况，否则不应随意变动运输路线。样本运输车内需放置医药箱、灭火器、含氯消毒剂等紧急使用物品，需定期进行维护、检查。每次运送样本后要对运输车进行消毒清理。严禁研究无关人员乘坐样本运输车。

2. 样本运输前的包装

样本包装材料包括血液样本运输箱、吸水棉、塑料泡沫等。包装的主容器必须密封、防泄漏。辅助包装必须防泄漏。必须在主容器和辅助包装之间填充足量的吸附材料，确保意外泄漏时能吸收主容器中的所有内容物，并保持衬垫材料或外包装的完好性。主容器和辅助包装必须能承受 95 kPa 的内部压力而无渗漏。每个外包装的内装量不得超过 4 L，此内装量不包括冰、干冰、液氮等低温保持材料。

3. 样本运输人员职责和要求

样本运输人员需经过专门培训并通过考核，无特殊情况不得随意更换。

在运输样本前，应先联系并查看运输车辆状况。接收样本时，运输员须清点样本及其他运输物品的数量和完整性，样本采集人员、样本运输员和实验室接收人员均应在《样本及文件运输记录》（附件 1-15）上签字。运输时，运输员负责随车押运样本、处理运输中的紧急事务，并督促运输司机严格遵守当地交通法律法规。如遇紧急情况（如样本在运输过程中被盗、被抢、丢失、泄漏等），应立即采取必要的控制措施，并上报流调点负责人。

附件 1-15

二、调查问卷、胸片和其他项目文件的运输

本项目中已完成的调查问卷、胸片、IGRA 检测结果以及其他文件也需要经样本运输员进行运送，运出时，文件持有人与样本运输员核对数目，并在《样本及文件运输记录》上签字确认。送到时，数据管理员在和样本运输员核对数目后在《样本及文件运输记录》上签字确认。数据管理员在收到资料后，进行分类整理，建立以调查对象个人为单位的资料集，并妥善保存，作为研究的重要存档文件进行保管。

第五节　γ 干扰素释放试验（IGRA）检测

用于进行 IGRA 检测的血液样本应及时送至现场实验室进行检测，检测过程和结果判读应严格按照产品说明书进行。IGRA 检测需使用统一采购的商品化试剂盒。检测用试剂应按照说明书中的要求存放在适宜温度的环境中，并安排专人统一管理。参与本项目的 15 周岁以下（5 ~ 14 周岁）的调查对象如果 IGRA 检测结果为阳性需要进行胸部 DR 检查。

第六节　特殊情况的处理

在体格检查中若发现调查对象疑似患有肺结核外的其他疾病，应建议其及时通过常规渠道到当地卫生医疗机构就诊。研究现场应制订特殊情况处理方案并明确责任人。在进行体格检查的各个项目中，如果调查对象出

现不适症状，应立即终止检测并进行对症处理，保证调查对象生命安全。

应向调查对象提供医生或项目协调员的联系方式，方便调查对象在PPD 皮内注射、血液样本采集、胸片拍摄前后出现不适症状时可以随时联系到相关人员，并及时向医生反映。必要时到急诊就诊，以免危及调查对象身体健康。

在研究过程中应严格遵从研究方案，一旦出现明显违背研究方案和实施守则的情况，应立刻以书面形式报告给项目负责人和指导专家组。

第七节　转诊与追踪

根据肺结核可疑症状调查和胸片检测结果，需要转诊和追踪的调查对象包括可疑症状者和疑似患者两类。

（1）可疑症状者：咳嗽、咳痰 2 周以上以及咯血或血痰是肺结核的主要症状，具有以上任何一项症状者为肺结核可疑症状者。针对有可疑症状且胸片无异常者，当日在门诊留一份"即时痰"标本，同时发放两个标记

附件 1-16

其姓名和 ID 号的痰标本盒，嘱其次日带"夜间痰"和"晨痰"进行检查。同时须由负责诊断的临床医生填写《可疑症状者或疑似患者查痰记录单》（附件 1-16）。痰涂片检查阳性者进行转诊和追踪。

（2）疑似患者：指调查对象胸片检查结果显示与活动性肺结核相符的病变，即与原发性肺结核、血行播散性肺结核、继发性肺结核、结核性胸膜炎任一种肺结核病变影像学表现相符。针对疑似患者，无论是否有可疑症状，均需转诊和追踪。

转诊时应由医生向调查对象开具转诊单，督促调查对象前往指定的当地结核病防治机构进行进一步诊断和治疗，并在《转诊和追踪记录表》中进行记录。《转诊和追踪记录表》一式两份，分别由转诊医生和接诊医生保留。

第四章　队列维护

第一节　队列建立

依据基线调查阶段调查对象的 LTBI 情况，分别建立 LTBI 阳性队列和 LTBI 阴性队列。将调查对象的纳入排除过程记录在《队列入组记录表》（附件 1-17）中，并生成最终的随访队列名单。具体纳入、排除标准如下。

附件 1-17

一、LTBI 阳性队列纳入标准

（1）基线调查阶段中，资料完整（须同时具备：调查问卷，IGRA 结果，胸部 DR 检查结果）。

（2）基线调查阶段中，IGRA 结果阳性或 TST 结果 ≥ 10 mm（或出现水疱、坏死等局部症状）。

（3）签署知情同意书，自愿参加研究并配合完成随访阶段各项研究内容。

二、LTBI 阴性队列纳入标准

（1）基线调查阶段中，资料完整（须同时具备：调查问卷，IGRA 结果，胸部 DR 检查结果）。

（2）基线调查阶段中，IGRA 结果阴性或 TST 结果 < 10 mm 且无水疱、坏死等局部症状（无 TST 结果者 IGRA 结果为阴性）。

（3）签署知情同意书，自愿参加研究并配合完成随访阶段各项研究内容。

三、研究队列的排除标准

（1）基线调查确诊的活动性肺结核患者。

（2）"国家结核病信息管理系统（专报系统）"中登记的活动性肺结核现患者。

（3）基线调查结束后迁出或即将迁出流调点的研究对象。

（4）基线调查结束后死亡者。

四、调查对象 ID 号编写

依据调查对象基线调查阶段 ID 号进行补充编号，于调查对象原编号前添加一位字母和两位数字。

第一位为大写字母，应为大写 A、B 或者 C。IGRA 结果阳性且 TST ≥ 10 mm 的调查对象编号为 A；IGRA 结果阴性且 TST < 10 mm 的调查对象编号为 B；IGRA 结果阳性且 TST < 10 mm，或 IGRA 结果阴性且 TST ≥ 10 mm 的调查对象编号为 C。"队列 A ＋队列 C"为 LTBI 阳性队列，"队列 B+ 队列 C"为 LTBI 阴性队列。

第二和第三位的两位数字为 14 或 15，分别对应 2014 年和 2015 年年度随访。队列 A 的调查对象参加 2015 年的年度随访，编号为 A15；队列 B 的调查对象参加 2014 年的年度随访，编号为 B14；队列 C 的调查对象参加 2014 年和 2015 年的两次年度随访，编号分别为 C14 和 C15。

第四至第十一位为调查对象基线调查阶段 ID 号。

据此，每位随访调查对象 ID 由 1 位大写字母和 10 位数字组成，共计 11 位，例如：A1532031901，是基线调查阶段 ID 号为 32031901 的调查对象参加 LTBI 阳性队列 2015 年年度随访时的 ID（表 4-1）。

表 4-1　随访阶段调查对象 ID 号示意表

队列代码	年度随访代码	基线调查阶段 ID 号	年度随访 ID 号
A	15	32031901	A1532031901

第二节　队列维护

一、岗位分工和职责

与基线调查阶段相比增加季度随访员。季度随访员应按照队列季度维护要求，通过电话和上门相结合的方式完成调查对象的季度随访，记录调查对象在过去一个季度中的健康状况等。随访员应熟悉当地方言、风土人情和文化，年龄 65 周岁以下，具有一定的文化水平、良好的沟通能力或相关工作经验。

二、队列维护内容

LTBI 阴性队列通过队列维护和 2014 年度体检，主动发现 MTB 新发感染者，获得基线 LTBI 阴性人群的新发感染率，发现与感染风险相关的危险因素。

LTBI 阳性队列通过队列维护和 2015 年度体检，主动发现活动性肺结核患者，获得基线 LTBI 阳性人群的活动性肺结核两年发病率，发现与发病风险相关的危险因素。

1. 队列随访方式

队列的随访分为季度维护和年度体检，季度维护每 3 个月一次，随访对象为两个队列的全部调查对象；年度体检每年一次，以本研究为例，2014 年 7 ~ 9 月开展阴性队列年度体检，2015 年 7 ~ 9 月开展阳性队列年度体检。两个队列交叉的调查对象（即编号为 C 的调查对象），2014 年和 2015 年均参与年度体检。随访工作于 2015 年年度体检结束后结束。

队列保持率是决定队列研究成败的关键因素，阴性队列一年保持率不低于 90%，阳性队列两年保持率不低于 80%。

2. 季度随访

季度维护以电话和上门随访相结合的方式进行，调查员对调查对象通过队列维护随访获得其该季度身体状况并填写《队列维护随访工作记录表》

附件 1-18

附件 1-19

附件 1-20

附件 1-21

附件 1-22

附件 1-23

（附件 1-18），对于存在肺结核可疑症状的调查对象应详细记录其症状并记录其查痰日期，随后整理有可疑症状的调查对象名单并填写《可疑症状者或疑似患者查痰记录单》。

季度随访内容包括：①调查对象居住地及联系方式是否变化；②通过问答判断调查对象是否存在肺结核可疑症状；③是否存在其他方面身体不适；④如果存在肺结核可疑症状，督促其到当地定点医疗机构进行确诊；⑤对于临近年度体检的队列维护随访，告知其年度体检时间。

对于有可疑症状的调查对象应有专人负责督促其到定点医疗机构进行确诊检查，并将检查结果填写至《可疑症状者或疑似患者查痰记录单》。对于已经确诊的肺结核患者，应填写《随访终止记录表》（附件 1-19），并在随后的队列维护随访及年度体检者名单中予以备注同时不再继续随访。

3.年度体检（第 12 个月及第 24 个月随访）

LTBI 阴性队列在第 12 个月（2014 年）进行年度体检，LTBI 阳性队列在第 24 个月（2015 年）进行年度体检。调查对象到达接待处后由接待员依据调查对象提供信息查询相应的队列组，并完成身份核实。核实无误后，2014 年度，向 LTBI 阴性队列的调查对象发放《LTBI 阴性队列随访检查单》（附件 1-20）；2015 年度，向 LTBI 阳性队列的调查对象发放《LTBI 阳性队列随访检查单》（附件 1-21）。对身份信息不符的人员，不予发放随访检查单，应及时联系流调组协调员进行再次核实，经确认身份信息符合后才可发放。按照下述步骤完成随访内容。

1）调查问卷

问卷调查时，应首先核实调查对象身份。身份核实无误后，填写《LTBI 阳性队列随访调查问卷》（附件 1-22）或《LTBI 阴性队列随访调查问卷》（附件 1-23）。访谈的技巧、注意事项及文件书写注意事项同基线调查阶段。

2）2014年年度随访的各项检查

首先进行采血，用于IGRA的检测，然后进行TST检查。对于IGRA结果转为阳性（根据产品说明书由IGRA阴性变为IGRA阳性）或TST结果转为阳性（即测量结果平均直径由＜10 mm变为≥10 mm且与基线调查结果相比直径增加≥10 mm）的调查对象进行胸部DR检查。对于有肺结核可疑症状或胸片疑似肺结核的调查对象，应及时进行病原学检查。病原学阳性或胸片异常者需要由临床专家组进行综合诊断，病原学阴性且胸片无异常者终止随访。血液采集、TST检查、IGRA检测及胸片拍摄注意事项同基线调查阶段。

3）2015年年度随访的各项检查

需完成问卷调查和胸部DR检查；对于有可疑症状者或胸片疑似患者，同时需进行病原学检查工作。病原学阳性或胸片异常者需要由临床专家组进行综合诊断。问卷调查及胸片拍摄注意事项同基线调查阶段。

另外，对LTBI阴性队列2014年发生IGRA阳转的调查对象，需在2015年重复进行IGRA检测，以获得持续阳性或转阴的结果。血液采集及IGRA检测流程同基线阶段。

4）样本和资料的运输

血液样本的运输、调查问卷、胸片和其他项目文件的运输同基线调查阶段。

三、临时性随访与随访终止

1. 临时性随访

定期随访定于基线调查完成后的第12个月和第24个月进行，在这期间，如果有随访对象报告有肺结核相关不适症状，可由流调组协调员协同医务人员和调查员前往随访对象住处或将随访对象送至指定医疗点进行临时性随访。发生临时性随访时，应填写《临时性随访（非随访时间）记录》（附件1-24）。

2. 随访终止

如果出现以下情况，随访应终止：①调查对象在项目期间

附件1-24

确诊活动性肺结核；②调查对象死亡；③调查对象迁出；④调查对象自愿退出研究；⑤随访对象因突发事件或疾病造成行为能力丧失，确实不能完成随访工作；⑥结束研究周期（A 组和 C 组调查对象完成 2015 年度体检后结束整个研究周期；B 组调查对象完成 2014 年度体检后，IGRA 检测结果持续阴性者结束整个研究周期；IGRA 转阳者参加 2015 年度体检后，结束整个研究周期）。

对于研究周期结束前发生的随访终止，都应填写《随访终止记录表》，并收集、核对和整理该调查对象在随访过程中的所有记录表格、资料和问卷，统一报送实施单位进行保存。

四、可疑症状者和疑似肺结核患者的确诊

随访过程（包括队列维护、年度体检和临时性随访）中发现可疑症状者和肺结核疑似患者，应组织临床专家组进行会诊；并根据《可疑症状者或疑似患者查痰记录单》及《胸片结果报告单》，填写《可疑症状者或疑似患者诊断记录表》（附件 1-25）。

附件 1-25

对于发现的可疑症状者和肺结核疑似患者应由专人负责追踪，并及时完成确诊工作。对于诊断为活动性肺结核的调查对象，应填写《随访终止记录表》，并在调查对象所属的队列组中备注随访终止原因。对于非肺结核患者继续进行随访工作。对于需要诊断性治疗的调查对象，由临床专家组给出治疗意见，并由专人对其进行追踪。

第五章 项目管理

第一节 组织管理

一、伦理审查

项目应严格按照国家有关规定开展研究设计和组织实施。研究方案以及知情同意书均应按照医学伦理审查程序经伦理委员会审核批准;在研究实施前,向调查对象充分介绍研究设计以及参加研究的权利、义务、利益和风险,获得调查对象的知情同意;维护调查对象的各项权利,对项目文件和资料中涉及调查对象的信息保密并妥善保存。具体内容详见附件知情同意书(附件 1-5、附件 1-6)。

二、专家督导

为保证项目严格按照研究设计实施、确保研究质量,项目可设立项目专家组开展不定期督导检查和工作验收。督导检查内容主要包括实施方案的落实情况、项目人员组成和培训情况、研究现场各项工作准备情况、研究工作的实施和完成情况等。验收内容包括研究现场的实施细则、研究现场的准备工作、研究现场年度工作总结和项目整体总结。项目实施单位需要认真对待专家组督导意见,及时整改并以书面的形式反馈整改情况。

三、第三方监理

为保证研究质量和实验数据的真实性与有效性,项目可在开展内部质量控制的同时引入第三方监理机制,平行开展外部质量控制。监理公司负责根据研究实施方案制定研究监察计划，并对研究过程进行系统性的检查，评价项目实施是否按照研究方案、标准操作规程以及相关法规的要求进行，实验数据是否及时、真实、准确、完整地被记录。严格的第三方监察制度可以为项目按照既定方案顺利完成提供更多质量管理保障。

第二节   实验室管理

一、生物安全管理

生物安全指在从事实验或其他相关工作过程中，避免生物因子对工作人员或相关人员的危害、对环境的污染和对公众的伤害，保证试验研究科学性的同时保护实验材料免受污染。实验室工作应该严格遵守《中华人民共和国传染病防治法》和《病原微生物实验室生物安全管理条例》等法律法规，依照《实验室生物安全通用要求》（GB 19489—2019）和《实验室生物安全认可准则》（CNAS-CL05:2009）开展相关工作。

1. 环境和设施管理要求

实验室的环境和设施应该满足检验工作的要求，保证检验结果的有效性和准确性。具体如下。

（1）实验室的光源、电源、水源等设施应满足工作需求。

（2）实验室防毒、消防、安全卫生防护等设施应能满足工作安全的需要，保护工作人员健康。

（3）噪声、电源稳定性、接地电阻等条件应满足试验设备和试验方法的需求。

（4）样品保存环境、设施能够保证样品状态、完整、安全等要求。

（5）试剂、药品等保存环境、设施，必须满足不相互污染、不变质及安全等要求。

（6）实验室工作人员负责实验室环境、卫生和安全等管理工作。

（7）须在显要位置张贴《生物安全联系表》，落实岗位责任，发现问题及时上报。

2. 实验室安全管理要求

确保实验室全体工作人员的安全，防止发生职业暴露和环境污染。

1）实验室管理注意事项

（1）有独立实验室，有充足的操作空间。

（2）实验室干净整洁，区域划分明确（如清洁区，污染区），每次实验结束后须打扫实验台面，实验室要定期清洁、消毒。

（3）实验室应设洗手池（靠近出口处），并将洗手池中的水龙头分为污染水龙头和未污染水龙头，前者为试验时使用，两者不得混用。

（4）实验室应有紫外灯等消毒设备，75% 乙醇溶液、含氯消毒液（84消毒液等）、过氧乙酸等液体消毒剂。配置好的乙醇及消毒液要放置在明显的位置，每次实验结束后要对实验室（包括实验仪器、实验台面、实验室地面等）进行消毒。

（5）严格按照垃圾处理的相关操作规范，对实验过程中产生的垃圾进行分类处理，并进行记录。

（6）实验室备有消毒药品和医药急救箱，定期查看，避免过期，放到显要位置。

（7）非相关人员及外来人员进入实验室时须得到实验室组组长的同意，并在指定人员的陪同下方可进入，并做好环境维护和数据保密工作，不得向无关人员透露或准其翻阅实验记录和报告。

（8）实验室内不允许带入与检验无关的物品，不允许进行与实验无关的活动，并禁止在实验室内会客、饮水和就餐。

（9）实验用品不得用于其他用途或与其他非相关实验用品混用。

（10）实验室要有相应的防火措施，防火用具应放在显要位置，不得妨碍平时实验，不得与其他物品混放。

（11）实验室应针对重大突发事件制订紧急处理预案，并定期进行演练。

（12）应将《生物安全联系表》放置在实验室的显要位置，方便出现突发状况时及时向实验室负责人和流调点负责人进行报告。

2）实验室操作注意事项

（1）严格按照相应检测内容的 SOP 进行操作。

（2）工作时应严格按照生物安全事件处理相关操作规范做好防护措施。

（3）实验室工作人员需要经过培训并考核合格后才可持证上岗。

（4）如身体不适（感冒、发热等）或手部、面部等有破损时实验工作应暂缓，待身体恢复后方可进行。

（5）实验过程中不得触摸暴露的皮肤、眼睛、头发等，防护服、手套等未脱下情况下不得触碰与实验无关物品，同时不得离开实验室。

（6）操作实验过程中，实验操作台不应放置与实验无关的物品。

（7）实验结束后，及时对操作台面进行清理，消毒；同时遵照《生物安全事件处理 SOP》要求进行自身清洁。

（8）如果在实验过程中遇到突发状况，应立即按照《生物安全事件处理 SOP》进行紧急处理，报告流调点负责人。如果因突发状况造成样本的破损、丢失、污染和混淆，必须详细记录事故原因，处理结果和样本的损失情况。

3. 体检点生物安全管理要求

确保体检点工作人员人身安全，防止发生职业暴露和环境污染。

（1）采血前，核对调查对象的 ID 号、姓名、身份证号等信息。

（2）在采血或 PPD 皮内注射时应做好自身防护。

（3）保持环境整洁，不得在采血室内吃喝、吸烟、使用化妆品等，不得在采血室内会客。

（4）体检中产生的废物和垃圾应视为医疗垃圾，可参照垃圾处理相关规范进行处理，垃圾处理需填写垃圾处理记录。

（5）体检点工作人员须经过培训并考核合格后方可上岗。

二、试剂和耗材的管理

试剂包括 IGRA 试剂和注射用 PPD 试剂，分别在实验室和体检点使用。IGRA 试剂需在 2 ~ 8 ℃ 条件下保存，注意试剂使用的有效期，防止试剂过期失效。IGRA 试剂由 IGRA 检测员专职保管，每天实验结束后，需由实验员清点和核对试剂库存。注射用 PPD 试剂应存放于 4 ℃ 条件中。注射用 PPD 试剂由皮内注射员保管，每天接种工作完成后，由注射员清点和核对试剂库存。

耗材主要包括乳胶手套、PE手套、防护服、口罩、移液器吸头、工作服、帽子、采血针、注射器、4 mL采血管、IGRA检测专用采血管、棉签、止血带、创可贴、记号笔、利器盒、生物安全垃圾袋等。

为保证检测结果的一致性和稳定性，所有试剂耗材应做到"专物专用"，由项目指定生产厂家、型号、批次等，禁止使用非研究指定试剂和耗材进行工作，且本项目所使用的试剂和耗材也不得用于本项目以外的实验工作。

试剂和耗材按照用途分类由专人管理，归纳整理试剂和耗材使用清单，并定期清点，视使用情况及时补充，避免因为耗材供应不足影响研究进度。实验室耗材和试剂须在保质期或有效期内使用，保存和使用时要核查限用日期，以防过期失效。所有的试剂耗材需有专门的存放空间，不能挤压，需要防尘、防火等。

三、仪器设备的管理

实验仪器设备要求专人负责保管和维护，各仪器使用人员要经常检查仪器使用情况，保证实验仪器处于良好状态。仪器设备的存放要有足够的空间和合格的环境，保证仪器安全正常运转。除此之外，应针对实验室突发状况（重大自然灾害、仪器突然故障、样本丢失或泄漏等）制订紧急预案，尽量保证研究不受突发状况的影响。项目所涉及仪器设备主要包括冰箱、离心机、酶标仪、生物安全柜、高压灭菌器、DR胸片拍摄系统等，具体管理要求如下。

1. 普通冰箱

存放试剂的冰箱由血液样本处理员负责管理。禁止将非研究相关物品放入冰箱，严禁存放任何食物、饮用品等。冰箱使用出现异常时（如温度突然升高）应立即联系检修人员进行故障排除或修理，并在维修期间将样本转移至符合保存条件的安全地点暂存。

2. 离心机

使用前需检查离心机里是否有异物，使用完毕后可用75%乙醇溶液擦拭转子。使用离心机时必须进行配平，离心机运转时禁止移动或拍打机体。

3. 酶标仪

酶标仪应放在干净、干燥、水平的工作台面上。酶标仪的设定和使用应严格按照操作规程或说明书进行。在酶标仪工作时严禁移动或晃动酶标仪。使用结束后应及时将机器内的酶标板取出。

4. 生物安全柜

使用生物安全柜前应打开风机 5～10 分钟，净化柜内空气并稳定气流。生物安全柜内应尽量少放仪器和物品，只摆放当次工作需要的物品，并尽量放在工作台后部。操作前将工作所需物品放入，尽量减少双臂频繁横向穿过气幕而破坏气流。工作完成后，及时清理操作台面并用 75% 乙醇溶液擦拭台面，并至少让生物安全柜继续工作 5 分钟，再关闭生物安全柜。

如果生物安全柜安装有紫外灯，必须每周清理紫外灯表面的灰尘和污垢，并监测紫外灯的强度，以确保紫外灯工作的效果。其他要求可参考生物安全柜所在实验室的操作规范。

5. 高压灭菌器

严格根据高压灭菌器操作说明和灭菌要求进行灭菌器设定和操作。灭菌期间应有专人看管，一发现问题应立即停止灭菌，将问题解决后才可继续进行灭菌工作。灭菌结束取出物品时注意自身防护。定期检查灭菌器各项指标是否符合工作要求，并进行维护。

6. DR 胸片拍摄系统

在使用过程中密切注意仪器使用状态，并注意自身防护，若怀疑仪器在使用过程中出现问题，应立即中止拍摄，待情况排除或解决后才可继续使用。平日要注意防震防潮，保持清洁干燥，定期进行维护，确保拍摄质量和安全。

第三节　数据管理

数据管理是决定研究质量的关键因素，数据管理的内容包括数据的收集、录入、上报和保存，数据的质量控制，项目计算机及数据管理软件的维护等。主要目的在于为各现场提供数据收集管理和处理的技术支持，为项目后续分析提供高质量的数据资源，并在数据共享、数据管理、质量控制等方面为其他研究项目提供借鉴；保护调查对象的隐私；保证研究相关数据的精确性和可靠性；在项目实施和（或）相关研究记录出现任何问题时，确保能够及时发现、跟踪和解决问题。

一、数据收集

1. 准备阶段

确定各流调点后，由流调组协调员收集培训合格证、保密协议、生物安全责任承诺书、流调点基本信息表、流调点户卡和人口信息核查表、调查对象身份核实表等，部分须注意的项目如下。

（1）培训合格证：参加研究的所有人员，必须完成所承担的工作内容，对工作内容严格保密，保证项目能够顺利、高效、高质量地完成。

（2）保密协议：参加研究的所有人员，都必须对研究涉及的任何信息进行保密并签订保密协议，以保证维护调查对象的权益，确保研究数据的安全。

（3）流调点基本信息表：流调点名称，户数，人口（常住人口，流动人口），外出人口，男女比例，到乡镇卫生院距离等。

（4）调查对象身份核实表：复核应检人口信息，保证数据的准确性，尽量确保所有应检人口都能参与本项目。确定应检人口名单后，由各流调点的流调组协调员及问卷调查员填写，包括姓名、调查对象 ID 号、性别、出生年月、联系方式等。

上述信息的收集必须在项目启动前完成。

2. 基线调查阶段

须收集调查对象《知情同意书》《基线调查问卷》《基线调查检查单》《转诊和追踪记录表》《血液样本采集工作日志》《PPD 注射 / 结果测量工作日志》《胸片拍摄工作日志》《胸片结果报告单》《样本及文件运输记录》等。实验室须收集《IGRA 检测结果记录表》《冰箱温度记录表》等。具体流程如下。

调查对象到体检现场后，首先在接待处领取《基线调查检查单》。由临床医生对其进行症状询问并填写《结核分枝杆菌感染流行病学调查问卷》。

如果有可疑症状，登记《转诊和追踪记录表》。

在体检过程中，由胸片拍摄医生、PPD皮内注射员和血液采血员分别填写《胸片拍摄工作日志》《PPD注射/结果测量工作日志》和《血液样本采集工作日志》。胸片阅片员填写《胸片结果报告单》。各项体检均完成后，将体检单交到接待处，领取礼品，并在礼品发放登记（附在《调查对象身份核实表》中）签字。若调查对象出现疑似活动性肺结核症状并出现胸片结果异常，可由问诊医生和胸片阅片员联合判断是否为疑似活动性肺结核病例，并开具《转诊和追踪记录表》。

调查对象在TST检查的皮内注射后48~72小时内，到指定体检点进行接种结果测量。测量人员填写《PPD注射/结果测量工作日志》。

各流调点基线调查工作即将结束时，流调组协调员核查应检人口名单，对仍没有参加问卷调查或体检的对象，列出名单，督促其完成问卷调查或体检。因特殊情况不能参加者，应问明原因，并详细记录。如果体检过程中出现突发情况，也应及时处理并记录。调查问卷由数据录入员完成录入。

当天工作完成后，由样本运输员进行调查问卷、体检表格、血液样本及其他物品的运输，并填写《样本及文件运输记录》。

血液样本到达实验室后，由IGRA检测员完成IGRA检测工作并导出保存IGRA检测结果。

数据保管员收集所有实验结果，数据录入员在24小时内将检查结果录入数据管理软件。

3. 随访阶段

随访阶段须收集的数据包括《随访调查对象身份核实表》《随访调查问卷》《随访检查单》《血液样本采集工作日志》《特殊情况记录表》《临时性随访记录》《胸片拍摄工作日志》《胸片结果报告单》《转诊和追踪记录表》《季度队列维护工作记录表》等。实验室须收集《IGRA检测结果记录表》《冰箱温度记录表》等。具体流程如下。

在基线调查结束后的1个月内，根据纳入排除标准确定研究队列人员名单。

现场问卷调查员应按照随访调查问卷的设计和问题顺序进行调查。完成问卷并核查无误后由数据录入员完成数据录入，由数据质量控制人员进行质量控制。在发生临时随访时，应填写《临时性随访记录》。随访对象在基线调查结束后的第12个月和第24个月到指定体检点进行体检。体检过程中，由胸片拍摄医生和采血员分别填写《胸片拍摄工作日志》和《血液样本采集工作日志》。胸片阅片员填写《胸片结果报告单》。

如果有调查对象在体检过程中出现不良事件，在随访过程中发生失访，或其他突发情况，应立即上报主管人员进行处理，并填写《特殊情况记录表》。

随访过程中如果发现疑似活动性肺结核患者，应确保其前往结核病定点医疗机构进行确诊。

为维护随访队列的完整性，每3个月要通过电话或入户方式对随访对象进行访问，并填写《队列维护工作记录表》。

4.注意事项

填写表格时，应使用黑色或蓝色的钢笔或签字笔，文字书写应工整清晰。

所有研究文件、表格、问卷和检测结果均应妥善保存。对调查问卷和其他表格进行修改时要参照《调查问卷填写指南》进行。如果原始文件不完整，可以以增补条目和附录的形式补充完整，增补的内容必须标明日期和签名，如果要对研究数据进行补充，必须在文件中进行标注，并在标注旁加上签名和日期。

二、数据录入

数据资料到达数据录入员手中后，数据录入员要及时将相关数据录入软件。除IGRA结果需要在24小时内完成数据录入外，数据录入员应在得到调查问卷和其他检测结果的原始数据后3日内完成数据录入。可使用Epidata软件或者项目专门开发的数据录入软件。

所有数据均采取双人独立录入，开展一致性检验并对不一致的录入数据达成一致意见后方能产生最终数据。若两人意见无法统一，由数据管理员根据原始问卷情况，向现场协调员申请裁定或与原始数据提供者核对。

三、数据保存

1. 保存的地点

项目涉及的所有数据均由数据保管员统一保存在指定地点。该地点应为独立空间，不能用于项目以外其他文件的储存；放原始数据的柜子应专人专锁，由数据管理员负责管理；储存空间能够通风，应配备灭火器，保障消防安全；应有窗帘等遮光设备，防止暴晒造成对文件的破坏。

2. 原始数据的保存

各流调点现场调查和检查的原始记录和胸片要由各流调组由专员按顺序整理并妥善保存，以备核对和验收时使用；原始资料统一管理，归档存查至少 5 年，归档后的资料不允许再次修改。

3. 计算机数据的保存

计算机硬件配置应能够满足数据管理软件的安装和正常运行，用于数据录入和管理的计算机不得用于非本项目用途。任何人不得私自拆卸用于数据录入和管理的计算机，如在使用中出现问题，应联络专业计算机维护人员在由数据管理员陪同下进行解决。为保护研究数据安全和真实性，用于数据录入的计算机和数据管理软件必须设置密码，严禁擅自篡改研究数据；信息录入后每天要进行存储和备份，备份在两个存储器，分别保管。

四、数据保密

数据保密旨在保护调查对象的个人隐私，确保研究数据的安全，防止因信息泄露造成对调查对象的伤害，杜绝违背合作协议使用研究数据的任何行为。

1. 保密内容

所有参加项目的人员应承担保密义务，保密内容包括但不限于以下内容。

（1）调查对象个人信息、调查问卷信息、临床检查结果、疑似病例追踪档案以及实验室检测结果等研究数据。

（2）项目涉及的实验技术、仪器设备、数据应用程序的 SOP 以及项目管理文件。

（3）项目的阶段性总结、质量控制报告、专家评估报告等项目文件。

（4）项目自行开发的数据应用程序。

2. 保密相关管理措施

（1）相关人员与项目责任单位签署保密协议，不签署保密协议或研究过程中违反保密协议取消上岗资格。

（2）项目实施过程中，如发现数据被泄露或由于自己的过失泄露数据，应当采取有效措施防止泄露进一步扩大，并及时告知实施单位。

（3）项目成员如果不能继续项目工作，应将其持有的所有相关资料和文件（包括以任何媒介形式储存的资料和文件）进行回收。

（4）项目相关纸质文件、实验结果等应由专人专柜保管，与项目无关人员未经许可不得翻阅、复印、摘抄。

（5）项目相关电子数据出专人使用专门计算机保存，同时计算机加密，与项目无关人员未经许可不得使用项目专用计算机，严禁非项目相关人员阅览、拷贝、摘抄、打印、复印项目涉及的任何数据。

3. 保密协议

签署保密协议的人员范围包括项目级负责人和协调员、第三方监理机构、研究现场的问卷调查员、PPD 结果测量员、胸片阅片员、IGRA 检测员、数据录入员、数据管理员等所有项目人员。

保密协议的主要内容包括保密范围、保密义务人的保密义务、保密义务的终止、违约责任、保密文件的归还、争议的解决方法、协议的效力和变更、其他等。

保密协议在保密义务人与项目责任单位双方签字或盖章后生效，协议内容的任何修改必须经过双方的书面同意。保密协议一式两份，保密义务人和责任单位各执一份，具有同等法律效力。

第四节 质量保证和质量控制

一、质量保证

1. 项目研究实施方案

项目组根据项目申请书的主要研究内容组织有关专家制定研究实施方案，重点对项目启动前的准备、基线调查阶段、队列随访阶段、实验室管理、数据管理等提出统一的规范和要求。

2. 研究现场实施细则

现场实施细则须严格遵循项目研究实施方案，在不影响实现研究目标的前提下结合各研究现场的实际情况由项目负责人组织制定。经过专家充分论证后，方可作为依据开展预实验，并根据预实验结果对现场研究实施细则进行修改或调整，获得项目专家组审核通过后方可用于现场研究的正式实施。在实施过程中，实施细则不得擅自更改，任何更改均须上报项目负责人和专家组审核通过。

3. 标准化操作规范的制定

为了统一规范现场调查，标本的采集、运输、保存和实验室检测，研究资料的填写、录入和上报，项目组需编写各种 SOP，主要包括问卷调查 SOP、DR 胸片拍摄和阅片 SOP、血样标本采集 SOP、PPD 皮内接种和结果测量 SOP、IGRA 检测 SOP 等。在项目进行的各个阶段，必须完全按照 SOP 进行，同时不得对 SOP 进行更改，任何更改均须上报项目负责人并经专家组审核通过。

4. 项目组织管理

成立项目领导小组、技术专家组，负责项目研究方案的制定和审定，研究的组织和协调，研究的技术指导和督导，监控研究工作进展和经费使用进度等；各个研究现场成立现场调查领导小组、专家组，具体负责现场调查的组织和协调，现场研究工作的具体实施，现场调查资料的收集、核实、录入和上报，采集样本的实验室检测等。

5. 人员分工、岗位职责和培训

根据项目研究内容，将项目工作人员分为技术组、流调组、体检组、实验室组、数据组和质量控制组，项目工作人员均要参加项目工作培训，经过考核合格后发放上岗资质，并严格履行岗位职责。

6. 项目进度监控和督导

项目实施单位在项目实施阶段定期报告项目工作进展。各个项目单位现场调查启动前，项目组要组织专家进行验收、督导和技术指导。督导完成后要及时上报项目督导报告，分析督导中存在的问题，提出改进工作建议。

7. 第三方监理

即外部质量控制，项目聘请第三方监理公司负责根据研究方案并对项目实施过程中的各个环节进行系统性评估，评价项目实施是否符合研究方案的设计要求、是否按照标准化操作规程的要求进行、是否符合国家相关法规的要求；项目的进度是否按照研究工作计划的要求进行；研究记录是否准确、完整，资料录入是否及时、完整和准确，研究数据是否真实可靠，研究资料是否符合保密要求；研究经费的使用是否符合重大专项的财务规定。并提交项目中期和项目终期进展评估报告。

8. 建立现场工作例会制度

在基线调查和随访调查阶段，定期由现场负责人或现场协调员负责组织各组工作人员参加现场工作例会。讨论在现场工作中出现的问题和困难，提出解决方案，以保障项目的顺利进行。如果工作人员不在同一地点进行工作时，例如 IGRA 检测可能会被安排与体检不在同一地点，可分别召开例会。基线调查和随访调查开始的第一周需要每天进行例会，之后可根据现场工作实际情况进行调整。

二、质量控制

1. 现场调查准备阶段

现场调查准备阶段的关键质量控制环节主要包含技术专家组的论证把关、预实验、项目工作人员的培训、设备器材的采购和调试等。

1）技术专家组的论证把关

在制定现场调查实施方案和细则的过程中,聘请流行病学、结核病诊断、TST 检查、生物统计学、结核病病原学检测、感染检测、结核病控制方面的专家对有关的内容进行论证和评估。

质量控制方案要点具体如下:①实施方案应经过各方面专家论证;②实施细则的制定,应结合各个现场实际情况,同时经过专家论证,实施细则一旦确定后,原则上不得进行修改。

2）流调点人口信息的采集及应检人口的确定

流调点人口信息采集的准确性和完整性,应按照流调点人口总数的10% 进行随机抽检。应检人口通过流调点人口信息获得,同时应在流调点人口信息的基础上,对于排除的人口进行 10% 抽检确认。

3）现场启动前的预实验

采取预实验的方式对制定的现场实施细则的有关工作流程,标准化操作规范和调查表、卡的合理性和可操作性等进行现场验证,针对发现的问题,对现场实施细则进行进一步的修订、完善,以保证实施细则的可操作性。

质量控制方案要点具体如下:①预实验应包含总体预实验和分现场预实验,总体预实验应由各个现场各个岗位核心成员参与,分现场预实验应由该现场所有人员参与;②预实验中发现的问题应及时纠正并及时反馈至总项目,以避免其他现场发生类似状况。

4）统一培训现场工作人员

对研究现场的项目人员进行"实施细则"的培训,使其明确岗位职责,全面掌握现场工作内容、工作流程和技术规范要求。培训主要分为项目实施方案培训(包含项目实施方案培训、生物安全培训等)、临床技能培训(主要包含 PPD 注射与测量培训、胸片拍摄与阅片培训、血液样本采集培训)、数据管理培训、实验室操作培训等。其中培训的考核包含实际操作考核(问卷调查、PPD 注射与测量、胸片拍摄与阅片、血液样本采集、实验室操作),实际操作考核应达到熟练操作后方可上岗。

5）研究设备器材的采购和调试

在正式调查前,要准备好现场调查前的宣传材料、现场调查的各种表格和卡、PPD 试剂、IGRA 检测试剂、胸片、采血管等。正式现场调查前，要调试 DR 设备，保证其处于最佳的工作状态，同时对实验室检测设备和试剂也要进行调试，保证现场调查标本采集实验室检测工作的顺利开展。

质量控制方案要点具体如下：①关键仪器统一型号，同时有备用机器（低温冰箱、酶标仪、低速离心机、微量加样器等）；主要耗材统一型号（采血针、采血管等）。②主要试剂统一批次（PPD 试剂、IGRA 试剂）。③所有仪器设备、主要耗材、主要试剂均应在预实验开始前准备到位，仪器设备调试完毕、运转正常。

2. 现场实施阶段

现场调查前，通过张贴海报、微信、广播、发放宣传材料等形式广泛地宣传发动，使现场调查点的调查对象了解本次调查的目的和意义，主动配合接受现场调查，保证现场调查对象的接受调查率在 95% 以上。

现场调查工作中，各个小组工作人员要严格履行岗位职责分工，高质量完成所承担的各项工作任务。流调组要认真填写问卷 / 表格等，体检组负责胸部 DR 检查和阅片、PPD 皮内接种和结果测量、血标本采集，实验室组负责血样标本的分离保存、IGRA 检测。每日调查结束后，由调查组、体检组、实验室组和质量控制组的组长负责审核当日各组所收集的调查问卷、症状调查表、胸片拍摄工作日志、TST 检查登记表、采血记录以及实验室检测记录和各环节质量控制表等资料，对资料填写中漏缺项和逻辑错误等问题及时地进行沟通和解决，重要问题及时逐级汇报。

在现场基线调查阶段和队列人群随访观察过程中，研究现场要定期（基线调查每周，队列随访调查每季度）组织有关人员对项目的研究实施进展情况进行实地督导检查，了解项目工作进度，发现现场实施工作中存在的技术问题，及时地进行沟通解决，保证项目的工作质量和项目研究按计划如期完成。每次督导检查后，要撰写项目督导检查报告，并将督导检查报告反馈给项目管理办公室。

项目组在现场实施过程中，根据研究工作开展的进度反馈与实际情况不定期地组织开展现场实施过程中的督导检查（基线调查阶段一次，队列随访阶段每年一次），以保证现场研究工作的质量。

在基线调查结束 3 个月后，召开基线调查工作总结会；在 2014 年度和 2015 年度随访结束后，各召开 1 次随访工作总结会；项目实施中期和终期分别由第三方监理开展项目实施工作评估。

现场实施阶段涉及的数据资料质量控制方案具体如下。

1）调查问卷

附件 1-26

由质量控制员对当日全部的调查问卷的 10% 进行检查、复核，并填写《质量控制记录表》（附件 1-26），以评价现场调查问卷的填写质量，并向调查员和组长反馈质量控制结果，及时进行补充或修订。

问卷调查阶段的质量控制主要包含以下内容：①问卷完成度：应保证当天参加体检的所有调查对象均完成了问卷调查。②问卷完整性：应保证除包含跳转外的所有题目都完成填写。③问卷准确度：应保证问卷内容逻辑核查问题没有出现逻辑错误；问卷填写过程中没有出现"引导式"提问，以保证问卷的真实性。④应保证问卷内容的填写字迹清晰、填写位置准确；对于有涂改的问题，涂改的格式是否正确。⑤问卷中出现遗漏问题等需要再次向调查对象询问时是否及时；问卷的审核是否及时；⑥对于疑似肺结核患者的确诊，应在一个月内完成。

注意：问卷完成度应保持 100%，完整性和准确度低于 90% 需重新培训调查员；问卷填写不规范、调查方式不规范应及时纠正至完全正确为止；对于疑似肺结核的调查对象确诊，自调查之日起，完成率应达到 99%。

2）PPD 皮内注射及结果测量

质量控制员对当日 10% 的 PPD 皮内注射/结果测量进行复核并填写《质量控制记录表》，并向医生或护士和组长反馈质量控制结果，及时进行改进或修订。

PPD 皮内注射及结果测量的质量控制主要包含以下内容：① PPD 试剂的保存是否符合要求；PPD 试剂使用过程中的保存是否符合要求。② PPD 皮内注射过程是否完全依照 SOP，主要包括注射的位置、注射的深度；PPD 皮内注射应晚于血样的采集。③对于超过 60 个小时仍未完成结果测量的调查对象，应及时联系；48 ~ 72 小时之间完成 PPD 结果测量的调查对象应达到 99% 以上。④ PPD 的结果测量应使用项目统一测量工具；结果测量过程应完全依照 SOP。⑤结果的记录应遵照 PPD 结果记录表格要求，详细记录结节大小及出现水疱、坏死、淋巴管炎的情况。

注意：超过 72 小时仍未完成 PPD 结果测量的调查对象比例应低于 1%。

3）胸部 DR 检查结果

成立胸片阅片小组，首先对胸片的质量进行评价，对不符合要求的胸片应建议重拍。对于体检前 2 周内进行过胸部 X 线或 CT 检查的调查对象，应对其胸片或 CT 片的清晰度、拍摄位置做出评估和重新阅片。对符合要求的胸片进行判读，判读结果应记录详细、清楚，对于可能存在的其他类型病变也应予以提示，同时在胸片结果告知过程中提醒调查对象。同时，胸片结果由国家级和省级专家组成的胸片复核小组进行抽检和复核。

胸部 DR 检查结果的质量控制员由项目技术组专家担任，对本日（周）10% 的胸部 DR 检查结果报告进行复核并填写《质量控制记录表》，并及时向医生和组长反馈质量控制结果。

4）血样采集

由质量控制员对当日 10% 的血标本的采血量和采样管标识进行审核并填写《质量控制记录表》，并及时向采血员和组长反馈质量控制结果。

采集血样的主要质量控制环节包括以下内容：①血样采集应早于 PPD 皮内注射；② IGRA 3 个采血管的顺序是否正确；③采集完血样的 IGRA 采血管是否存放在室温，并按照规定动作和次数摇匀；④ IGRA 血样采集量是否符合要求；⑤采血管调查对象 ID 号填写完整性、清晰度。

5）IGRA 检测

基线调查实施期间，由项目质量控制员抽查 3% ~ 4% 的样本，与 IGRA 检测员一起进行重复检测并填写《质量控制记录表》，并及时向实验员和组长反馈质量控制结果。

IGRA 检测主要质量控制环节包括以下内容：①样本检测时间与采集时间间隔；②实验过程是否完全依照 SOP；③结果的记录及实验记录是否清晰、完整；④生物安全：实验垃圾、剩余样本的处理、操作过程是否符合生物安全要求。

6）肺结核的诊断

要成立肺结核患者诊断小组负责队列随访期间患者的确诊。县区级结核病防治机构（定点医院）参照《中国结核病防治规划实施工作指南（2008年版）》和肺结核诊断标准进行队列随访人群中肺结核患者的定诊，临床诊断必须经过诊断性抗感染治疗。确诊患者的临床信息由专人进行定期收集和登记。

3. 现场调查结束后阶段

1）现场研究资料的收集与整理

各研究现场负责现场研究资料的收集与整理。数据录入软件设计了逻辑检错的功能。现场研究资料在录入软件之前，负责资料录入人员须重新核对现场调查资料的完整性和逻辑性。资料录入完成后，要抽查10%的资料进行复核，核对系统录入资料与原始记录资料的一致性。

2）数据录入和管理

由质量控制员对当日10%的数据录入进行审核，包括原始资料填写完整性和准确性，原始资料和机录入资料的一致性，并填写《质量控制记录表》，并及时向数据管理员和组长反馈质量控制结果。如一致率低于90%，需全部重新录入。

数据录入与管理主要质量控制环节包括以下内容：①数据录入时间与数据返回时间间隔；②数据录入的完整性和准确性；③是否完全依照保密协议对相关数据进行保密，并维护数据的安全性。

3）原始资料的保存

现场调查的原始记录（包括各种表、卡、册等）以及 TST 检查、胸部 DR 检查和 IGRA 检测等研究原始结果要妥善保管，保存时间要求为项目结束后至少 5 年。

4）制定项目验收标准和要求

各研究现场根据项目制定的验收标准和要求，在现场调查工作结束后，对各流调点的原始资料、录入数据库、样本库进行验收。

第二部分

结核潜伏感染人群的干预研究

第六章　概　述

　　针对 LTBI 高危人群开展预防性干预是结核病综合防控策略的重要组成部分，也是有效降低发病率、切断传播链的成功关键，这已是全球的共识。WHO 于 2015 年推出《结核潜伏感染管理指南》倡导在包括中国在内的 130 多个中高收入且结核病发病率低于 100/10 万的国家和地区开展 LTBI 高危人群的预防性治疗。国外的研究表明，在结核病发病高风险人群开展预防性治疗可以有效降低结核发病风险，保护效果可达 60% ~ 90%。尤其是近年来短程化疗方案的成功，进一步有效控制了预防性治疗过程中因为服药周期长、药物副作用大导致的治疗依从性差的问题。《结核潜伏感染管理指南》推荐的"异烟肼 + 利福喷丁"每周服用 1 次的 12 周用药方案（3HP）经过大规模、多中心的干预研究验证可以取得与传统的 9 个月单用异烟肼治疗方案相当的保护效果，同时治疗完成率可以从 60% 提高到 80%，与干预药物相关的肝损伤发生率则由 2.7% 降低到 0.4%。

　　但是，WHO 推荐的预防性治疗方案均未在中国人群中进行过基于随机对照试验的系统评价，而且我国使用的一线抗结核药物均为国产，缺乏本土化干预方案的安全性和有效性数据。因此，编者团队牵头组织了两项随机对照干预研究，在系统评价 WHO 推荐方案的同时探索符合我国人群药物代谢特征的本土化超短程干预方案。首先，完成了适宜中老年 LTBI 高危人群的基于国产药物的超短程干预方案研究（ChiCTR-IOR-15007202），针对 2 万名中老年人开展了 LTBI 检测，获得 3900 例符合纳入标准的干预对象并随机分组，分别采用 WHO 推荐方案和自主创新的超短程方案进行预防干预和随访观察。研究发现，WHO 推荐方案的药物不良反应发生率超出预警，但是自主创新的 6 周超短程方案（异烟肼 + 利福喷丁，每周 2 次，每次最大剂量各 600 mg）在保障安全性的基础上表现出良好的保护效果，2 年和 5

年保护率分别为 69% 和 61%，成为目前国内有临床试验数据支持的最短程干预方案。尤为重要的是，五年保护效果的获得在进一步支持方案有效性的同时也提示我国当前的新发感染状况不会显著影响预防性治疗的中长期效果，支持了我国开展 LTBI 预防干预的可行性。

国外研究提示在 LTBI 人群中，存在纤维化等肺结核陈旧病灶者的活动性肺结核的发病风险是无陈旧病灶人群的 6 ~ 19 倍，美国和加拿大均将该人群作为 LTBI 检测和预防性治疗的目标人群。编者团队"十二五"期间的 LTBI 研究队列也观察到陈旧病灶显著增加活动性结核病的发病风险。研究发现针对仅占全人群 3% 的中老年肺结核陈旧病灶人群开展 LTBI 检测和预防性治疗将可能实现社区结核病发病率整体下降 30%。因此，在前期的工作基础上，编者团队以肺结核陈旧病灶者为目标人群启动了新的随机对照干预研究，进一步验证 6 周超短程方案的安全性和有效性（ChiCTR-1800018224）。该研究在 4.5 万农村常住人口中开展肺结核陈旧病灶的影像学筛查，并针对其中的 LTBI 者采用 6 周超短程方案进行预防干预和随访观察。该研究首次报告了我国农村社区的肺结核陈旧病灶负担（6.8%）以及该重点人群的结核潜伏感染率（28.6%），两年干预效果评价提示 6 周超短程方案在纤维化病灶人群和老年人群中表现出潜在的应用价值。与 WHO 推荐的 12 周方案相比，6 周超短程方案考虑到亚洲人群药物乙酰化代谢快的遗传背景，增加了服药频次、降低了单次服药剂量，在保证安全性的同时缩短治疗周期，为实现干预效果提供了依从性保障。同时降低了干预管理成本，更适宜公共卫生资源有限的国家和地区应用，干预用药的本土化也从源头上保障了预防性治疗药物资源供应的自主性，为日后在我国推广实施预防性治疗提供了重要的技术支撑。

第一节 项目简介

一、研究目标

在农村常住人口中开展大规模的肺结核陈旧病灶的流行病学调查，针对未接受规范抗结核治疗的肺结核陈旧病灶者开展 LTBI 的检测，采用随机对照研究设计系统评价 6 周的超短程干预方案在 LTBI 阳性的陈旧病灶人群中的安全性和有效性，为进一步探索符合中国人群特征及中国国情的 LTBI 干预策略提供数据支撑，为完善以降低发病率为主要目标的结核病综合控制策略提供新思路。

二、研究内容

（1）针对河南省中牟县 18 ～ 75 周岁农村常住人口开展基于胸部 DR 检查的大规模筛查，对影像学提示有肺结核陈旧病灶者，进行 IGRA 检测。对 IGRA 检测为阳性者开展体格检查、DR 胸片二次复核和临床实验室检查，将处于 LTBI 状态的肺结核陈旧病灶者确定为干预对象。随后，将干预对象随机分为干预组（6 周超短程干预方案）和对照组（不进行干预）。在干预实施过程中每 2 周以及干预完成后第 3 个月进行不良反应监测。在干预实施完成后，连续随访 2 年，通过可疑症状筛查和胸部 DR 检查等手段主动发现肺结核，获得各组活动性肺结核的发病率。

（2）系统评价预防性干预的保护效果，针对干预完成率、不良事件和不良反应发生率、干预对象依从性等开展干预方案综合评价，并开展队列的长期随访观察以探索干预方案的有效保护周期。

第二节　技术路线

一、研究对象的选择

本项目选择了结核病发病率处于全国平均水平的河南省中牟县作为研究现场，针对 18 ～ 75 周岁的农村常住人口开展肺结核陈旧病灶的流行病学调查和 LTBI 检测，将肺结核陈旧病灶人群中的 LTBI 者作为干预对象。

二、样本量计算

根据研究设计，干预组与对照组两组例数相等，则：

$$n_1=n_2=2（Z_{\alpha/2}+Z_\beta）^2\pi（1-\pi）/\delta^2$$

$$\pi=（\pi_1+\pi_2）/2$$

$$\delta=\pi_1-\pi_2$$

假设干预措施的保护率为 70.0%，接受预防性治疗的 LTBI 人群的两年发病率为 2.6%，取 α=0.05（双侧），β=0.2，则：

$$n_1=n_2=2\times（1.96+0.84）^2\times5.6\%\times94.4\%/（6.0\%）^2=230（人）$$

假设干预完成率 80.0%，队列 2 年失访率为 15.0%，则干预前每组入组对象为 338 人，两组共计 676 人。

根据前期研究结果数据，肺结核陈旧病灶人群 IGRA 阳性率为 28.0%，农村常住人口中肺结核陈旧病灶的患病率约为 7.0%，按保守估计符合纳入标准者占 80.0%，则最终需要筛检 676/（0.28×0.8×0.07）=43 112 人。

三、筛查阶段的纳入、排除标准

1. 纳入标准

（1）18 ~ 75 周岁。

（2）本地户籍人口或常住人口，能保证完成整个研究周期（户籍人口：持有本地户籍的人口，但离开本地 6 个月及以上的户籍人口不作为本次应检人口；外来常住人口：虽无本地户籍，但调查时在本地已连续居住 6 个月及以上）。

（3）自愿签署知情同意书并配合完成研究内容。

2. 排除标准

（1）活动性肺结核现患及疑似患者。

（2）接受过规范的抗结核治疗或预防性治疗。

（3）妊娠期、哺乳期或准备妊娠的女性。

（4）无完全民事行为能力者或不能承诺完成整个研究周期者。

四、干预目标人群的筛查

根据筛查阶段的纳入排除标准，通过张贴海报、微信、广播、发放宣传材料等形式广泛地宣传，发动、招募应检人群。然后对参与调查的应检人群进行病史问询、症状调查、胸部 DR 检查。若发现肺结核陈旧病灶者，则体检当日采集其血液样本用于 IGRA 检测，感染阳性者纳入下一阶段的检查；若发现肺结核可疑症状者或胸部 DR 检查发现疑似患者，则转诊至结核病定点医疗机构进行确诊。

本项目纳入的陈旧病灶者参照《结核病分类》（WS 196—2017）行业标准分为以下 5 类：①钙化病灶（孤立性或多发性）；②索条状病灶（边缘清晰）；③硬结性病灶；④净化空洞；⑤胸膜增厚、粘连或伴钙化。

五、干预对象的确定

对前一阶段发现的肺结核陈旧病灶人群中的 LTBI 者，通过开展系统的问卷调查、体格检查、胸部 DR 复查和实验室检查的基础上确定符合纳入标准的预防性干预对象。干预阶段的纳入、排除标准如下。

1. 纳入标准

（1）两次胸部 DR 检查（间隔 3 ~ 6 个月）提示肺部存在稳定的陈旧病灶者。

（2）IGRA 阳性。

2. 排除标准

（1）有异烟肼或利福喷丁用药禁忌证。

（2）经国家正规结核防治机构确诊的活动性肺结核现患者及胸部影像学检查显示与活动性肺结核相符病变的疑似患者。

（3）妊娠期、哺乳期或准备妊娠妇女。

（4）在过去 2 年内有超过 14 天连续使用利福喷丁或超过 30 天间断使用异烟肼进行预防性治疗史。

（5）有药物过敏史。

（6）肝功能异常或肝损害［丙氨酸转氨酶（alanine transaminase，ALT）及天冬氨酸转氨酶（aspartatetransaminase，AST）大于正常值上限的 2 倍；和（或）伴有肝损害症状和体征］。

（7）血白细胞计数 < $2.0×10^9$/L。

（8）肾功能不全或减退。

（9）患有中枢神经系统疾病。

（10）恶性肿瘤。

（11）人类免疫缺陷病毒（human immunodeficiency virus，HIV）阳性或丙型肝炎病毒（hepatitis C virus，HCV）阳性。

（12）自身免疫性疾病或目前正在接受免疫抑制剂治疗。

（13）嗜酒或吸毒。

（14）因精神障碍、聋哑残疾等无完全行为能力者，不能配合试验或不能承诺完成整个研究周期者。

（15）经研究者判断不适合参加本项目。

六、目标人群的随机对照干预

1. 随机分组

本项目采用分层随机化对干预对象进行分组。

2. 干预方案和干预实施

干预组采用6周超短程方案（异烟肼＋利福喷丁，每周2次，共6周），对照组不采取任何干预措施。

干预实施期间，每次用药前进行以症状调查为主的不良反应监测；干预实施期间每2周以及干预完成后第3个月进行以血常规和血生化检测为主的不良反应监测。由临床医生负责不良反应的处理，记录不良反应的发生和转归。干预对象口服抗结核药物的依从性将通过药片计算法、服药记录以及项目人员实时督导记录等综合评定。

3. 保护效果观察

本项目的观察终点定义为活动性肺结核的确诊，诊断标准参照中华人民共和国国家卫生健康委员会发布并于2018年5月1日起实施的《肺结核诊断》（WS 288—2017）行业标准。

干预实施完成后观察期间，每个季度进行电话或家访形式的队列维护，完成调查问卷和肺结核可疑症状调查。在干预完成后的第12个月和第24个月分别进行以患者主动发现为目标的随访体检。针对在队列维护或随访检查过程中发现有肺结核可疑症状者和疑似患者进行确诊，获得干预组和对照组活动性肺结核的发病率。

七、数据的统计分析

本项目涉及的数据来源包括：筛查阶段的调查问卷、体格检查、IGRA结果、血常规结果、血生化结果、免疫检查结果及胸部 DR 检查报告等；干预期间的用药记录、不良反应记录、血常规和血生化检查结果等；随访观察期间的队列维护记录、症状调查、体格检查及胸部 DR 检查报告等。所有研究数据都将录入项目专用软件，建立数据库，根据不同研究目标进行统计分析。

1. 6 周超短程方案的保护效果分析

主要以保护率为分析指标，基于随访观察的基础上获得干预组和对照组的发病率，评价 6 周超短程方案的保护效果。

2. 6 周超短程方案的安全性、依从性分析

干预方案的安全性分析主要统计异烟肼和利福喷丁相关的药物不良反应发生的比例和严重程度。干预方案的依从性主要统计干预实施过程中药物服用完成情况。

八、技术路线图

本研究技术路线图如图 6-1 所示。

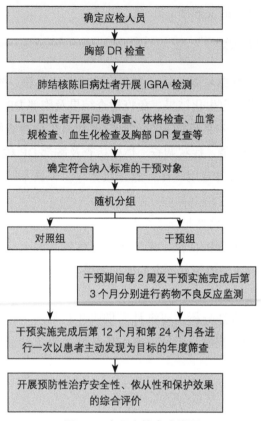

图 6-1　本研究技术路线图

第七章　组织准备

第一节　实施细则

实施细则需根据项目整体研究方案的框架结合研究现场具体情况针对项目准备、项目实施、项目评估过程中的各个工作步骤进行细化和补充，在充分保障研究任务圆满完成的前提下，为项目的具体实施提供参考和依据。

第二节　现场选择

本项目选择了结核病发病率处于全国平均水平的河南省中牟县作为研究现场，该地区人口流动性较小，便于后期随访工作的开展。当地疾控中心具备扎实的工作基础和充实的人员队伍，能够为项目顺利进行提供保障。

第三节　工作条件

一、人员

具体要求参见本书第一部分第二章第三节相关内容。

二、现场实施场所

应尽量安排在乡镇卫生院、社区卫生服务中心或村部等，其所在的地理位置应交通方便并为当地居民所熟知。现场所安排的室内设施如电源、桌椅等应满足体检需要，并根据现场工作流程合理安排。针对需要脱外衣的体检项目，如采血、测量血压等，现场应满足温度及空间要求。同时合理安排各个项目的房间使用情况，以避免各个项目之间互相干扰。

三、仪器设备

项目实施涉及的实验室仪器设备及其他常规支撑设备清单如表7-1所示。

表7-1　项目实施所需试剂与设备

名称	用途
QuantiFERON-TB Gold in-tube（QFT-GIT）	IGRA 检测
酶标仪	IGRA 检测
振荡器	IGRA 检测
恒温培养箱	IGRA 检测
多道可调式微量加样器	IGRA 检测
低速离心机	IGRA 检测
微量加样器	分离血样、IGRA 检测
普通冰箱	保存试剂、样本
数字胸部 X 射线机（DR 机）	用于胸片的拍摄
生物安全柜	血样处理等
去离子水机器	用于制作实验用纯水
高压灭菌器	用于实验垃圾等高压灭菌

第四节　岗位分工

项目人员根据所承担的研究任务分为技术组、质量控制组、筛查组、实验室组和数据组，详见表7-2。

表7-2　各岗位分工与职责

岗位名称	分工与职责	备注
项目级		
责任专家	整体负责研究的组织实施和科学指导	
指导专家组	负责审定研究设计和实施方案；负责项目督导和评估、科学咨询和决策	

续表

岗位名称	分工与职责	备注
质量控制组	配合任务质量控制员负责研究关键环节的质量控制，确保项目实施严格遵循实施方案	项目级质量控制员组成
项目负责人	整体负责研究的组织实施、协调管理、质量控制、数据管理和分析等	
项目协调员	负责各现场研究工作的组织协调和质量控制	
数据管理员	负责研究数据的管理和质量控制	
实验室管理员	负责保障实验室生物安全和质量控制，保障实验室工作的顺利开展。负责生物样本的运输、储存和管理	
技术组		
患者鉴别转诊责任专家	指导疑似患者的鉴别和转诊	
胸片阅片责任专家	胸片阅片的整体技术指导、疑难胸片的会诊	
IGRA 责任专家	IGRA 检测整体技术指导	
质量控制组		
现场质量控制责任人	负责流调现场总体质量控制	
实验室质量控制责任人	负责 IGRA 检测、仪器设备和耗材的使用以及实验室生物安全的监督与管理	可由实验组组长兼任
数据质量控制责任人	负责确保项目数据真实、客观、准确	可由数据组组长兼任
筛查组		
组长	总体负责筛查组研究任务的组织实施、质量控制和数据管理等	
协调员	总体协调问卷调查现场的工作；督促和动员调查对象参与项目；为问卷调查员开展工作做好组织管理的支撑；组织调查对象参与体检环节	可以是当地疾控中心工作人员或研究现场村委会成员，具有一定威望，熟悉当地方言、风土人情和文化；长期居住在研究现场，熟悉当地地理环境
宣传发动员	负责所在研究现场的宣传与发动；农村现场外出人口的告知；解答调查对象针对项目所关心的问题等	熟悉当地方言；熟悉研究现场的人口流动情况及地理状况；具备一定的结核病背景知识
接待员	调查对象登记和身份核查、发放和回收检查单、发放礼品	

岗位名称	分工与职责	备注
问卷调查员	负责核查调查对象身份、获得知情同意、完成调查问卷；当天调查完成后，将问卷交给问卷核查员，针对反馈问题进行核实和补充，最终与核查员达成一致后签字；将审核完毕的问卷交予小组组长。负责可疑症状者的转诊服务	熟悉当地方言、风土人情和文化，年龄 65 周岁以下；具有一定的文化水平，良好的沟通能力
问卷核查员	负责对问卷调查员当日完成的问卷全部进行审核，反馈审核意见，与问卷调查员达成一致后签字	熟悉当地方言、风土人情和文化，年龄 65 周岁以下；具有一定的文化水平，良好的沟通能力
问卷质量控制员	按照质量控制计划对当日完成的调查对象知情同意书、调查问卷进行审核并填写质量控制记录表；及时向问卷调查员和小组组长反馈问题、解决问题	具有一定的文化水平；熟悉问卷信息
胸片拍摄员	负责胸片的拍摄：对于不合格或者冲洗模糊不清的胸片，及时告知调查对象重新拍摄；对于不方便出门的调查对象，上门拍摄胸片；冲洗疑似肺结核患者或有可疑症状者的 DR 胸片	有 5 年或以上肺结核正位胸片拍片经验
胸片阅读员	负责阅读胸片并填写诊断报告，负责疑难结果的上报；质量不合格的胸片与胸片拍摄员和调查对象沟通重拍；有异议的胸片邀请技术组专家复核	有 5 年或以上肺结核正位胸片阅片经验
胸片阅读质量控制员	DR 胸片拍摄部位、清晰度、对比度等质量控制；按照质量控制计划抽取当日 10% 的调查对象 DR 胸片及结果进行复核，填报质量控制记录；及时向胸片阅读员反馈问题、解决问题	具有丰富的胸部 DR 拍摄与阅读经验
采血员	负责静脉血采集：核对调查对象个人信息和调查对象 ID 号，询问调查对象是否有晕针（血）史，如有，请临床医生确认是否采血；严格按照 SOP 进行采血，填写样本采集工作日志；正确编号采集的静脉血样本，并用规定的标签标记；采样后及时将采集的样本按要求临时保存；样本运输：按照 SOP 包装样本，与样本运输员进行交接，并填写好交接记录；处理采集血液过程中所产生医疗垃圾；对于不方便出门的调查对象，上门采集血样	从事护理工作 1 年或以上；能够熟练采集成人和儿童静脉血；具备一定的医学背景

续表

岗位名称	分工与职责	备注
血样采集质量控制员	采集样本耗材及试剂合理使用情况监督；样本编号与样本采集量的质量控制；填写《质量控制记录表》。及时向采血员反馈问题、解决问题	
样本运输员	提前联系好运输车辆，准备运输箱、填写样本运输记录；按规定将运输的样本运输到目的地实验室，并办理交接手续；运输过程中应携带急救包（装有消毒剂、敷料和手套等）；运输过程中遇到特殊情况和难以解决的问题，应在第一时间向研究现场负责人汇报	
实验室组		
组长	总体负责实验室检测的组织实施、质量控制和数据管理等	
协调员	负责实验室工作的组织协调，确保实验室工作顺利有序地进行	
血生化、血常规实验员	负责血生化、血常规的检测和结果报告	具有临床血生化、血常规检验资质，具有相关血生化、血常规项目检验工作经验
IGRA 检测员	负责接收现场运送的样本并在样本运输记录上签名；负责 IGRA 检测和数据管理；保管试剂；上报疑难问题；保存检测结果原始单据并填写调查对象检测结果表；处理实验过程中所产生的实验室垃圾，填写相应实验室垃圾处理记录；保存与保管实验过程中所使用实验器材、试剂及实验耗材；将实验结果录入电脑，发送给数据管理员	熟悉实验室工作。实验前：准备好要检测的样本，检测用试剂，样本检测记录单及各种消耗用品；严格按照 SOP 进行实验操作
生物安全员	负责实验室的生物安全检查，监督生物安全管理制度的执行和落实，发现问题及时纠正、上报	
数据组		
组长	总体负责研究数据的汇总、管理、质量控制和实时上报	
数据协调员	负责数据收集、录入、审核、管理等工作的组织协调；原始数据均上交各工作组组长，由组长交由数据管理员进行下一步的录入和审核	可以由各工作组组长兼任

续表

岗位名称	分工与职责	备注
数据管理员	负责现场调查和实验室检测所涉及的问卷、表格、检查报告的收集、保存、管理，并及时反馈给数据录入员，定期完成数据上报，保证每一个调查对象资料的完整性	熟悉常用办公软件
数据录入员	负责调查对象个人信息库的建立和维护；负责问卷、临床和实验室检测结果等资料的录入、整理、备份；双人录入的数据核对和合并；维护数据软件和计算机	熟悉常用办公软件
数据录入质量控制员	按照质量控制计划，抽取当日录入数据的10%进行电子数据和原始数据的核对，填写《质量控制记录表》；向数据录入员和各组组长及时反馈发现的问题，及时解决问题	

第五节　人员培训

具体要求参见本书第一部分第二章第五节的相关内容。

第六节　预实验

具体要求参见本书第一部分第二章第七节的相关内容。

第八章　受试者招募

第一节　确定应检人口

开始现场工作前，必须先明确现场的应检人口，逐户核对，排除不符合筛查标准的调查对象，完成《户卡和人口信息核查表》（附件 2-1），记录未纳入调查的原因。确定应检人口后，整理入组调查对象《户卡和人口信息核查表》。应检人口未清查核实前，不得开始调查对象的问卷调查等工作。

附件 2-1

筛查阶段现场流调点调查对象 ID 号由 11 位数字构成：按照乡镇个数（1 位数字）—行政村个数（2 位数字，从"01"编起）—自然村个数（1 位数字）—工作组个数（2 位数字）—该组内的户号（3 位数字，从"001"编起）—该户内的个号（2 位数字，从"01"编起）顺序排列组成。数字一律用阿拉伯数字书写。例如：第 1 乡镇，第 2 行政村，第 3 自然村，第 4 工作组，第 1 户，第 1 个人的调查对象 ID 号为"10230400101"。

第二节　干预目标人群的筛查

一、身份核实

体检开始前接待员应核实调查对象身份证上的照片、身份证号码、姓名、性别和出生日期。对身份信息不符的人员，不予发放《肺结核陈旧病灶筛查单》（附件 2-2），应及时联系现场协调员再次进行核实，经确认身份信息符合后才可以向其

附件 2-2

发放《肺结核陈旧病灶筛查单》，并引导其进行下一步的知情同意。若对方确不属于本项目调查对象，应向其解释项目规定，并引导其按照常规程序就医或咨询。

二、签署知情同意书

1. 知情同意原则

调查对象的知情同意应由调查员协助进行，针对不同的调查对象，用其能够听懂和理解的语言详细介绍研究目的、研究内容、研究时间安排、利益和风险等。

知情同意过程中，应给予调查对象充足的时间阅读、考虑、消化知情同意书的内容，如有疑问，随时提出问题。调查员要仔细解释调查对象提出的问题，强调调查对象的参与是完全自愿的，他（她）可在任何时候退出该研究而不受任何影响。

2. 知情同意要点

要向调查对象说明该项目首先通过胸部 DR 检查获得肺结核陈旧病灶者，然后对陈旧病灶者进行结核感染的检测；对于发现的肺结核陈旧病灶人群中的 LTBI 者将通过详细的体格检查、问卷调查、胸部 DR 检查以及血常规、血生化等实验室检查，对其进行综合评估。如果调查对象此次的检查结果符合项目标准，将在其自愿同意的基础上进行随机分组，进行下一阶段的预防性服药，服药过程中每两周及服药后 3 个月、12 个月、24 个月分别提供免费的项目相关健康体检，整个研究周期内，还将进行每个季度的干预随访管理，追踪调查对象的健康状况。

3. 签署要求

如果调查对象同意参加该项研究，请他（她）在知情同意书上签名或按手印，调查员也要签上自己的名字和日期。参与者若无法签字或按手印，则应有在场的证人签名和签署日期，证明研究者已经按照知情同意书的内容如实取得了调查对象的知情同意，并且调查对象自愿地参加本项研究。调查对象签署了知情同意书，表示其自愿参加本项研究，审核无误后，调查员保留知情同意书原始文件。

三、可疑症状调查

签署知情同意书之后，调查对象须持《肺结核陈旧病灶筛查单》到问卷组进行基本信息、肺结核密切接触史及肺结核可疑症状等信息的调查，对于发现的肺结核可疑症状者现场留取一份"即时痰"标本，同时放两个标记其姓名和 ID 号的痰标本盒，嘱其次日带"夜间痰"和"晨痰"到指定的定点医疗机构进一步确诊。最后由问卷组调查员在《肺结核陈旧病灶筛查单》基本信息部分签字，以证明调查对象完成了此项体检内容。

四、胸部 DR 检查

可疑症状调查结束后，调查对象须持《肺结核陈旧病灶筛查单》到拍摄胸片的体检车上接受胸部 DR 检查。胸片拍摄及阅片流程如图 8-1 所示。

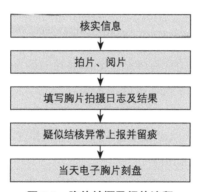

图 8-1　胸片拍摄及阅片流程

胸部 DR 检查拍摄应由经过本项目统一培训并考核合格的工作人员进行。胸部 DR 检查前，由工作人员核对调查对象姓名、性别等信息，无误后方可进行胸部 DR 检查。

凡进行胸部 DR 检查者，一律拍后前位全胸片。每个受检对象的胸片上要显示其调查对象 ID 号及姓名，以便于后期核对。拍摄好的胸片质量要符合要求，胸片质量如果影响诊断时，应及时重拍。拍摄完成后，须将调查对象的 ID 条码贴至《胸片拍摄工作日志》（附件 1-12）上，同时根据阅片结果填写《肺结核陈旧病灶筛查单》。

本项目实行当即阅片模式，当场记录阅片结果，并将胸部 DR 检查结果记录在《肺结核陈旧病灶筛查单》上。因本项目使用 DR 机器进行胸部检查，可直接使用计算机荧光屏阅片，但须将所有的信息做好备份。项目组将准备专门的移动存储设备用于胸片备份。

最后由阅片人员在《肺结核陈旧病灶筛查单》胸部 DR 检查拍摄项目中签字，以证明调查对象完成了此项体检内容；对于发现的陈旧性肺结核患者，引导其进行下一步的血液采集。

胸部 DR 检查结果显示有疑似活动性肺结核病灶的调查对象，应留取三份痰标本以进行后续肺结核的确定。DR 登记处的调查员应首先通过核实调查对象《肺结核陈旧病灶筛查单》是否存在肺结核可疑症状。若有，则应核实其是否已留取即时痰，以及是否已领取晨痰及夜间痰的痰盒；若无，则应引导其留取痰标本，并嘱其到指定的定点医疗机构进一步确诊。

五、血液样本采集

胸部 DR 检查显示肺部有肺结核陈旧病灶的调查对象须持《肺结核陈旧病灶筛查单》到采血室进行血液样本采集。

血液样本采集应由经过本项目统一培训并考核合格的工作人员进行，严格按照血液样本采集 SOP 的要求进行样本采集工作，避免因采集不当对调查对象的身体健康造成伤害。

根据 IGRA 产品说明书要求，应使用规定的采血管采集符合要求的血液样本。采血管在使用前后均应统一保存和管理，未使用过的采血管应单独保存，以免污染。

工作人员应在 17 ~ 25 ℃ 的环境下采集血样。在采血前，应核对调查对象 ID 号、姓名、性别等信息，无误后方可进行血液样本采集。采血顺序为：Nil 对照（灰色）、TB 抗原（红色）、Mitogen（紫色）。必须严格按照顺序进行采血。1 mL IGRA 检测采血管每管采集 0.8 ~ 1.2 mL 血液，采血管壁上的黑线处为 1 mL 容量指示线。采血量不能少于或超过规定采血范围，否则会影响检测结果。

采集完毕后，立即将 1 mL IGRA 检测采血管上下充分振摇 10 次，以确保整个试管内层都被血液覆盖。不可剧烈摇晃使血液产生气泡，或将分离胶从底部摇上来。混匀后的 1 mL IGRA 检测血样可临时放置在 17 ~ 27 ℃环境下，切勿冷藏或冷冻。

血液样本采集完成后，采血员须在采血管上粘贴调查对象 ID 号并填写《血液样本采集工作日志》（附件 1-10），同时在《肺结核陈旧病灶筛查单》上的血液样本采集项目上签字，以证明调查对象完成了此项目。

如果调查对象在血样采集过程中或在采集后出现不适及其他紧急情况，应立即进行急救处理并联系相应科室医护人员进行救治。

第三节 干预对象的确定

对上一阶段发现的肺结核陈旧病灶人群中的 LTBI 者开展预防性治疗前的各项检查，具体流程见图 8-2。

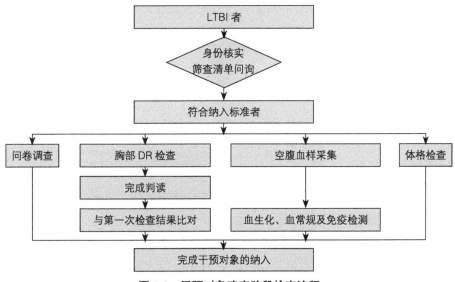

图 8-2 干预对象确定阶段检查流程

一、身份核实、发放检查单

应首先核实调查对象身份证上的照片、身份证号码、出生日期、姓名

及性别。如无身份证，须在前一天入户动员时告知调查对象携带户口本参
加体检，并对身份证上的信息进行详细核对。

项目人员在核实身份信息的同时，如调查对象的联系电话
已更换，需将其更新的联系电话登记在调查对象名单中。

信息核实无误后，将带有调查对象个人的 ID 号条码装订
至《现场检查单 – 干预对象的确定》（附件 2-3）上，引导其
进行下一步的检查。

附件 2-3

二、入组初筛

由经培训后的问卷调查员对调查对象进行一对一问诊并填
写《干预对象信息记录表》（附件 2-4）的筛查清单部分。经
问诊后，不符合入组标准的调查对象终止研究，《现场检查单 –
干预对象的确定》和《干预对象信息记录表》由问卷调查员回
收并单独保存，对初步符合纳入标准的调查对象再次进行知情
同意后进入后续环节：问卷调查、空腹血样采集、胸部 DR 检
查等。

附件 2-4

三、问卷调查

问卷调查共包括以下几方面的内容：一般人口学信息、吸烟、饮酒、
生活行为方式及相关疾病史等内容。问卷调查的技巧及注意事项参照第一
部分第三章第二节。

针对症状调查，调查员应询问调查对象身体状况，近期是否患过感染
性疾病，近期服用过何种药物，注意事项。

调查员应对调查对象的身体状况和临床症状表现进行真实、科学、客
观的分析和判断，耐心地解答调查对象有关医疗方面的咨询，不能恐吓，
误导调查对象。

如发现调查对象出现肺结核可疑症状，应及时安排调查对象留取一份
即时痰标本，并发放两个痰盒嘱其采集晨痰和夜间痰。调查员应详细讲明
留痰的注意事项，并在痰盒上粘贴标记调查对象 ID 号、姓名等信息的打印

条码，痰标本应有专人负责追踪及管理。为保护调查对象的隐私权，不得随意将有关可疑患者的相关信息与其他无关人员进行沟通。

对于在问诊中发现有非结核病的其他急需就诊的调查对象，应转介其到当地正规医疗机构就诊和治疗。

问卷调查完成后，由审核员及时进行问卷的审核（调查当天完成）。如果发现漏填，错填等问题，应立刻与调查对象联系进行补填或修改，并在补填或修改后再次质量控制，直到问卷调查员和审核员意见统一。

四、体格检查

1. 常规体检

项目工作人员负责测量身高、体重、血压，并将测量结果记录在《干预对象信息记录表》。

2. 血液样本采集

调查对象须持《现场检查单 – 干预对象的确定》到采血室进行血液样本采集。血液样本采集应由经过本项目统一培训并考核合格的工作人员进行。采血员应严格按照要求进行样本采集工作，避免因采集不当对调查对象的身体健康造成伤害。

采血前首先应核对调查对象姓名、性别等信息是否正确，之后项目工作人员将调查对象的个人 ID 号条码贴至相应的采血管上；同时采血日志也需贴一个条码；注意不要遮挡采血管的刻度线；无误后，方可进行血液样本采集。血生化检测、血常规检测需分别采集 3 mL 血液样本。免疫检测须采集 4 mL 血液样本。

血液样本采集完成后，采血员须填写《血液样本采集工作日志》，同时在《现场检查单 – 干预对象的确定》上的血液样本采集项目上签字，以证明调查对象完成了此项目，如有未采血及其他特殊情况者需注明原因。已存有样本的采血管应整齐有序存放于适当环境中。为保证样本质量，须在采样完成后 4 小时内将所采全部样本交由样本运输员运送至实验室进行检测或处理保存。

附件 2-5

3. 胸部 DR 检查

调查对象须持《现场检查单 – 干预对象的确定》到休检车上接受胸部 DR 检查，胸部 DR 检查前核对调查对象姓名、性别等信息无误后，方可进行胸片拍摄。拍摄完成后，须将调查对象的 ID 条码贴至《胸片拍摄工作日志》上，同时根据阅片结果填写《胸部 DR 检查结果报告单 – 复核》（附件 2-5）；最后胸部 DR 检查拍摄工作人员在《现场检查单 – 干预对象的确定》胸部 DR 检查拍摄项目中签字，以证明调查对象完成了此项体检内容，将《现场检查单 – 干预对象的确定》交给调查对象并引导其进行下一个体检项目。

每日拍摄的胸片须当天完成与肺结核陈旧病灶筛查阶段的结果比对与复核，胸片复核需由省级及县级影像学专家共同完成，现场筛查工作结束后，胸片复核工作同步结束。根据调查对象胸片上显示的病灶进展情况确定调查对象的纳入或排除。如两次胸片（间隔 3 ~ 6 个月）显示为稳定的陈旧病灶，则继续纳入干预研究；如有疑似活动性肺结核影像学表现，则开展进一步确诊工作，不再纳入干预研究。

五、结果告知与礼品发放

由项目人员根据体检结果进行结果告知。在进行结果告知时应尊重调查对象隐私，不得随意将检测结果透露给除调查对象以外的其他无关人员。其中，IGRA 的检测结果不在结果告知范围。调查对象配合完成项目工作，经工作人员核实无误后，发放礼品，并在《现场检查单 – 干预对象的确定》中的礼品发放处进行登记。

六、血液样本和研究文件的运输

1. 血液样本的运输

血液样本采集完成后，应在 4 小时内运送至实验室进行检测或处理。样本运输时，采血员应协助样本运输员对样本进行清点和包装，并在《样本及文件运输记录》（附件 1-15）上签字确认，同时样本运输员也应在《样本及文件运输记录》上签字确认。

样本运输须使用专用包装材料和车辆，由经过培训的运输员运送样本。

2. 调查问卷、胸部 DR 检查和其他项目文件的运输

本项目中已完成的调查问卷、胸部 DR 检查以及其他文件也需要样本运输员进行运送，运送时也应确认并在《样本及文件运输记录》上签字。

运出时须由样本运输员负责调查问卷临时保存和胸片临时保存，送到时也需要样本运输员和数据管理员在核对数目后，接收人员在《样本及文件运输记录》上签字确认。数据管理员在收到资料后，须将知情同意书、调查问卷、胸部 DR 检查判读结果、血生化检测结果、血常规检查结果，进行分类整理，建立以调查对象个人为单位的资料集，并妥善保存，作为研究的重要存档文件进行保管。

第四节　干预对象的随机分组

一、入组标准

（1）两次胸部 DR 检查（间隔 3 ～ 6 个月）提示肺部存在稳定的陈旧病灶者。

（2）IGRA 阳性。

二、排除标准

（1）有异烟肼或利福喷丁用药禁忌证。

（2）经国家正规结核防治机构确诊的活动性肺结核的现患者及胸部影像学检查显示与活动性肺结核相符病变的疑似患者。

（3）妊娠期、哺乳期或准备妊娠妇女。

（4）在过去 2 年内有超过 14 天连续使用利福喷丁或超过 30 天间断使用异烟肼进行预防性治疗史。

（5）有药物过敏史。

（6）肝功能异常或肝损伤［ALT 及 AST ＞ 2 ULN；和（或）伴有肝损伤症状和体征］。

（7）白细胞计数< $2.0×10^9$/L。

（8）肾功能不全或减退。

（9）患有中枢神经系统疾病。

（10）恶性肿瘤。

（11）HIV 阳性或 HCV 阳性。

（12）自身免疫性疾病或目前正在接受免疫抑制剂治疗。

（13）嗜酒或吸毒。

（14）因精神障碍、聋哑残疾等无完全行为能力者，不能配合试验或不能承诺完成整个研究周期者。

（15）经研究者判断不适合参加本项目。

三、干预对象分组

在完成所有检查项目后，经研究者判定符合纳入和排除标准的研究对象即可进行随机分组，本项目采用分层随机将全部研究对象按性别分为2层，即男性组和女性组。在每一层内用随机数字表将受试对象按照简单随机的方法分到干预组和对照组。

第九章　干预实施

第一节　干预方案

预防性治疗组每周服药 2 次，共 6 周；空白对照组在整个试验过程中不给予任何干预措施。具体按照表 9-1 的药物组合和用药方案进行干预。

表 9-1　干预对象分组和干预方案

分组	干预药物	干预周期	服药方案	每次药物最大剂量
预防干预组	异烟肼 + 利福喷丁	6 周	每周 2 次	异烟肼：600 mg 利福喷丁：600 mg
空白对照组	—	—	—	—

一、干预用药

本项目所用的利福喷丁胶囊（0.15 克 / 粒）和异烟肼片（100 毫克 / 片）均在符合药品生产质量管理规范的车间制备，并已按国家药品监督管理局审批的质量标准检验合格。药品的生产日期，有效期均在使用时提供，须注意核对。

根据每位干预对象的体重调整剂量。如体重 > 50 公斤，则异烟肼和利福喷丁的剂量均为 600 mg。如体重 ≤ 50 公斤，利福喷丁的药物剂量为 450 mg；异烟肼药物剂量则按每公斤体重差值 15 mg 计算后取整，如干预对象体重为 43 公斤，需服用 600−[15×（50−43）]=495（mg），即服用 500 mg。

二、给药方法

用药剂量应在首次服药前由临床医生参照研究制定的剂量标准进行确定。针对每位干预对象，整个干预过程的用药剂量和用药次数不可调整，即采用固定剂量。

干预对象在医生面前按要求服下规定剂量药品。为避免干预对象佯装服药，医生可通过与干预对象交流或查看的方式检查药物是否服下。

三、药品发放流程

附件 2-6

附件 2-7

根据最终入组的研究对象信息表，工作人员根据研究对象所在乡镇、所属村卫生室，计算清点药品数量，将试验药品分发到村卫生室。服药督导医生核对药品数量，并在《药品领发记录表》（附件 2-6）上签字确认。服药督导医生应在干预对象服药日期前 1～2 天提前通知其在指定时间到村卫生室服药。服药督导医生首先核实干预对象的身份，身份核实无误后方可给药。服药督导医生应在首次服药时将《服药日历卡》（附件 2-7）发放给每个干预对象，以便干预对象查阅自己的服药时间。

每次服药前，医生应询问干预对象是否出现咳嗽、咳痰等肺结核可疑症状及恶心呕吐等药物不良反应症状，并记录。如出现，医生根据干预对象具体情况判断干预对象是否停药。如不能准确判读，应通知上级医生采取措施。

服药完成后，医生应将干预对象服用药品的时间、药品剂量及次数翔实记录在《干预对象信息记录表》，并与干预对象预约下次服药时间。

对于误时取药的干预对象，服药督导医生应联系其本人，问询其当日是否能完成领药，如不能，则服药督导医生应携带药品到干预对象家中督促其服药。如联系不到干预对象本人或家人，医生应将信息翔实记录在《干预对象信息记录表》中。

第二节　服药时间及规定

根据干预对象的实际情况，可在早饭前或早饭后两小时服药。

干预对象每次服药的日期应按照方案规定实施。干预对象由于各种原因不能准时来服药及接受检查者，也应按照方案规定的时间允许范围进行服药，逾期不服药者，以漏服处理。

干预期间，补服药时间不得超过 3 天。最后一次服药，补服药时间不得超过 1 周。

第三节　过程监测

观察并询问干预对象在用药过程中有无药品不良反应的可疑表现，包括消化系统的恶心、呕吐、腹痛、腹胀、腹泻、食欲缺乏、肝区痛、胃出血等；神经系统的听力下降、眩晕耳鸣；眼不适、畏光、流泪、视力下降、肢端麻木、烧灼感、感觉异常；失眠兴奋、颈痛发作、头痛、记忆力下降、精神异常等；过敏反应的监测：包括发热、皮肤反应、皮疹、瘙痒、水肿、荨麻疹、紫癜等；淋巴结肿大、关节痛、哮喘、休克等表现。凡发现有可疑药品不良反应临床表现时应记录发生时间、严重程度、有无相关因素，并及时进行相关检查。

在预防性干预前了解患者肝、肾功能基础上，在干预过程中按方案要求定期检测，当出现药品不良反应或可疑临床表现时应及时进行相关检查。

第四节　干预相关临床问题

一、不良事件

（一）不良事件

本研究中不良事件定义为：干预开始至最后一次服药后 90 天内发生的有害的或不可预见的解剖学、生理学或代谢的改变等不良医学事件，如体征、症状或实验室指标的改变，均属不良事件。

不良事件包括：①既往存在的疾病（不包括本项目观察的疾病）发作频率增加或病情加重，包括间歇性或发作性的疾病；②可疑的药物相互作用；③出现合并疾患；④具有临床意义的实验室检查异常；⑤意外妊娠。

不应视为不良事件的情况：①既往存在的疾病出现可预见的病情波动；②出现本项目观察终点疾病的症状和体征；③本项目观察终点疾病的预期病情进展。

（二）严重不良事件（Serious Adverse Event，SAE）

是指满足不良事件定义的事件，同时满足任意一条：①危及生命并能够导致人体永久或显著的功能障碍或伤残；②引起死亡；③对器官功能产生永久损伤；④致癌；⑤导致住院或延长住院时间；⑥研究者认为情况严重的其他情况。

以下是对上述 SAE 情况的定义说明。

"危及生命"的定义：此不良事件目前危及干预对象生命。此类事件不包括理论上可引起死亡但实际并非严重的反应。

"功能障碍或伤残"的定义：此反应使干预对象事实上和（或）永久地丧失正常生活能力。研究者需根据临床情况判断此类事件不包括相对轻微的反应，如头痛、恶心、感冒或偶然性创伤，如踝部扭伤等暂时影响生活能力的情况，除非上述反应确实已造成干预对象生活能力受损。

"住院治疗"的定义：住院是指干预对象留在住院部或急诊病房（通常指至少过夜）接受观察和（或）治疗，但在医生办公室或门诊观察室的留滞不应视为住院。非医疗原因（如社会收容、因福利或疗养而住院）的住院治疗情况不属于 SAE；择期手术或对未出现病情恶化的既往疾病进行常规治疗也不属于 SAE，但要记录于《干预对象信息记录表》。

"妊娠"：若干预对象在干预过程或随访期间发生妊娠，发现妊娠后应立即终止试验。应详细记录并向研究负责人报告。此后引起研究者注意的妊娠或发现干预对象受孕期间服用研究药物亦须报告。筛查期或服用研究药物前发生的妊娠无须收集。

尽管妊娠通常不属于严重不良反应（不满足标准），但亦须在 24 小时内填写严重不良反应表并通知研究负责人以作记录。在使用严重不良反应表通报妊娠后，不论干预对象何时妊娠，研究者均应随访至其分娩，早产（包括人工流产）亦应予以记录。

"癌症"：指干预对象新患癌症或癌症复发，必须在 24 小时内获知，且在 SAE 表中记录原先存在的癌症［已在病例报告表（case report form，CRF）中按"原先存在的癌症"记录］进展不视为 SAE。

（三）不良事件监测与报告

1. 不良事件的监测内容

（1）临床表现：观察及询问干预对象在用药过程中有无药品不良反应的可疑表现，包括消化系统的恶心、呕吐、腹痛、腹胀、腹泻、食欲缺乏、肝区痛、胃出血等；神经系统的听力下降、眩晕耳鸣；眼不适、畏光、流泪、视力下降、肢端麻木、烧灼感、感觉异常；失眠兴奋、颈痛发作、头痛、记忆力下降、精神异常等。过敏反应的监测：包括发热、皮肤反应、皮疹、瘙痒、水肿、荨麻疹、紫癜等；淋巴结肿大、关节痛、哮喘、休克等表现。凡发现有可疑药品不良反应临床表现时应记录发生时间、严重程度、有无相关因素，并及时进行相关检查。

（2）实验室相关检测：在预防性干预前了解患者肝、肾功能及血、尿常规检查的基础上，在干预过程中按方案要求定期检测，当出现药品不良反应或可疑临床表现时应及时进行相关检查。

2. 不良事件监测处理方法

（1）服药督导医生或项目人员应将有关知识告知干预对象及家属，以便出现症状时干预对象或家属能及时报告服药督导医生。

（2）每次督导服药时应询问是否有任何不适，若存在不适，服药督导医生可通过症状检查、实验室异常值等判断是否属于不良事件。若发生不良事件，要认真分析与药物的因果关系，并列详表表述动态变化过程及随访情况。同时也应积极提醒干预对象，如若有任何不适，应尽早就医检查。

（3）干预对象在干预治疗过程中出现任何不适，如在干预过程中出现步态不稳或麻木针刺感、烧灼感或手指疼痛（周围神经炎）；深色尿、眼或皮肤黄染、食欲不佳、异常乏力或软弱、恶心或呕吐、厌油、肝区疼痛等肝脏损伤或其他不良反应时，应进行肝功能等相应检查。应及时与服药督导医生或县结核防治机构人员联系，并进行相应检查。

（4）根据症状检查和实验室指标而收集不良事件，常常需要与干预方案规定的基线相比较。若数据变化在方案规定的基线范围内，则不是不良事件；若数据变化（包括上升和下降）显著，即为不良事件，需要规范记录；若变化幅度较大，由于采取了一定的医疗措施，则需要在记录不良事件的同时，记录采取医疗措施的开始和终止时间，若有治疗药物，还需填写临床试验伴随药物表。对指标异常者，需要进行复查，直至该指标恢复正常或试验结束。

（5）服药督导医生在督导干预对象用药的同时也应定期调查其非抗结核药物使用情况，并填写《干预对象信息记录表》，从而从合并用药中追溯不良事件可能发生来源。

（6）对典型、严重的不良事件要组织讨论，防止 SAE 重复发生。

3. 不良事件与干预用药的关系评价

实验室检查指标如血常规、肝肾功能异常等，以及其他不良事件的发生，原因复杂，干扰因素较多，需研究者经过仔细评估后，判定与本干预研究所用干预用药是否"可能无关或肯定无关"。

首先应从以下几个方面对不良事件进行分析：①用药与不良事件有无合理的时间关系；②不良事件是否符合该药已知的不良反应类型；③停药或减量后，不良事件是否减轻或消失；④如再次用药是否出现同样的不良事件；⑤不良事件是否可用合并用药、结核病进展、其他影响因素来解释。根据上述分析，对干预用药与不良事件作出如下关联性评价（表 9-2）。

（1）肯定有关：用药及反应发生时间顺序合理。停药以后反应停止或迅速减轻或好转。根据机体免疫状态，某些药品不良反应可出现在停药数天以后。再次使用反应再现并可能明显加重，即激发试验阳性；同时有文献资料佐证，并已排除原患疾病等其他混杂因素影响。不良事件模式与既往对这种或这类药物的了解一致。

（2）很可能有关：不良事件的出现与服用试验药的时间顺序是可信的；无重复用药史，余同"肯定"，或虽然有合并用药但基本可排除合并用药导致反应发生的可能性。

表 9-2　不良事件与研究用药关联性评价表

	时间顺序	资料佐证	停药后减轻消失	再次用药再现	其他原因解释
肯定有关	有	有	是	是	不能解释
很可能有关	有	有	是	未再用	不能解释
可能有关	有	有	是 / 不明	未再用	不能排除 / 不明
可能无关	无	有 / 无	无 / 不明	未再用 / 无	不能排除
肯定无关	无	有	无	未再用 / 无	能解释
待评价	资料不全，待补充				
无法评价	资料缺少太多，无法补充				

（3）可能有关：用药与反应发生时间关系密切，同时有文献资料佐证，但引发药品不良反应的药品不止一种，或原患疾病病情进展因素不能除外。

（4）可能无关：药品不良反应与用药时间相关性不密切，反应表现与已知该药药品不良反应不相吻合，原患疾病发展同样可能有类似的临床表现。

（5）肯定无关：患者未服用试验药；或不良事件的出现与服用试验药的时间顺序不合理，或有其他显著的原因可导致不良事件的发生。

（6）待评价：报表内容填写不齐全，等待补充后再评价；或因果关系难以定论，缺乏文献资料佐证。

（7）无法评价：报表缺项太多，因果关系难以定论，资料又无法补充。

4. 不良事件的处理

1）处理原则

干预期间及干预之后对不良事件的处理，研究者应随访观察和记录所有不良事件的转归，跟踪由于不良事件而退出试验的干预对象直至不良事件完全解除。

研究者必须判断不良事件是否与研究药物有关，并提供支持这一判断的依据。

2）处理方法

（1）一般不良事件（非药物引起的不良反应）：临床医生根据干预对

象的症状、体征、实验室检测结果给予干预对象相应处理，如对症治疗、剔除并追踪干预对象直至有最终结局（妥善解决，病情稳定，明确病因）。

（2）预期药物不良反应：临床医生根据干预对象的症状、体征、实验室检测结果等评价不良事件与试验药的关系，如认定与试验药有关或可能有关，则为药物不良反应。临床医生和研究者根据干预对象具体情况采取对症治疗或暂停用药等处理。随访至症状或体征及相应理化检查恢复至正常水平或其干预前的基线水平。

（3）SAE：首诊医生通知主要研究人员和其他医生到场，根据临床表现按具体临床专业治疗的规范，立即采取相应的治疗或抢救措施。若为药物引起的严重毒性，应给予加速药物排泄等抢救措施，尽可能维持病人生命体征的稳定。临床医生和研究者根据干预对象具体情况，采取对症治疗或暂停用药等处理。随访至症状或体征及相应理化检查恢复至正常水平或其干预前的基线水平。

5. 不良事件的记录

服药督导医生应详细记录不良事件发生过程、处理措施及转归情况填写《干预对象信息记录表》。

6. 不良事件的分级

不良事件的分级参照《常见不良反应事件评价标准（CTCAE）》5.0 版。

CTCAE 根据一般准则对每个不良事件的严重程度（1 级至 5 级）作了特定的临床描述，具体如下。

1 级：轻度；无症状或轻微；仅为临床或诊断所见；无须治疗。

2 级：中度；需要较小、局部或非侵入性治疗；与年龄相当的工具性日常生活活动受限（工具性日常生活活动指做饭、购买衣物、使用电话、理财等）。

3 级：严重或者医学上有重要意义但不会立即危及生命；导致住院或者延长住院时间；致残；自理性日常生活活动受限（指洗澡、穿脱衣、吃饭、盥洗、服药等，并未卧床不起）。

4 级：危及生命；需要紧急治疗。

5 级：与不良事件相关的死亡。

二、不良反应

（一）定义

不良反应是指按正常用法、用量应用干预用药进行预防性干预过程中，发生与治疗目的无关并引起患者其他疼痛或危害的反应。其特定的发生条件是按正常剂量与正常用法用药，在内容上排除了因药物滥用、超量服用、不按规定方法使用药品及质量问题等情况所引起的反应。

（二）药品不良反应判定方法

早期、正确地处理药品不良反应是保证患者依从性、取得干预研究成功的关键。在患者服药之前，医务人员应该以通俗的语言向其宣教抗结核药品可能引起的药品不良反应及临床表现，以便干预对象自我监测，一旦出现不良反应，及时就诊。医务人员也应该熟练掌握药品不良反应的处理原则及程序，一旦患者出现不良反应，及时给予正确的判断和处理，尽可能减少药品不良反应对患者身心造成的损害。医生应熟悉各种药物的不良反应、早期表现、性质和处理方法；认真观察和记录用药情况及用药后表现；要向干预对象说明服用研究用药可能出现的不良反应，嘱咐干预对象一旦出现不良反应，及时报告医生。

患者服药后出现不适时，医生首先应该鉴别干预对象所述不适或实验室检查异常是否与所服用抗结核药品有关，需要根据临床表现进行相关检查，包括物理检查、实验室检查、功能检查等，并与服药前基线结果比对，需仔细甄别出现的临床症状与干预药物、基础疾病、其他伴随药物，甚至饮食、环境的相关性，初步判定所出现的临床症状与干预药物的相关性，确定不良反应的部位和性质认真进行鉴别诊断：明确是否为药物的不良反应、由何种药物引起的不良反应。医务人员和干预对象应注重对服用本项目中药物后出现药品不良反应的认识，不能随意中断治疗或无原则地更改治疗方案。

判断是否为干预用药所致的不良反应，应从以下几方面考虑。

1.病史的采集

详细询问病史及服药史是判定药品不良反应的重要内容。在采集病史时应该注意：

（1）出现症状与用药时间：药品不良反应一定发生在服药后，短到数秒，长达几个月。有些症状及实验室异常并不只是药品不良反应才具有，例如发热、转氨酶升高等，需要与服药前的基础值比较才有意义。因此，临床用药前记录干预对象的症状体征以及进行基础检查，如肝、肾功能及血常规等十分必要。

（2）症状与所用药品：临床医生应该熟知干预用药的不良反应，能迅速判明症状与药品间的关联。对于一些尚未查明的症状与药品间的因果关系，应该查找医学文献资料或向专家组、有关机构、生产厂商查询。

（3）注意干预对象的基础疾病史、种族、性别、年龄及家族遗传病史：在快乙酰化种族中，服用异烟肼出现肝功能损害的比例远远大于慢乙酰化者。既往有研究表明，慢性肝炎病史者服药后易出现肝功能损害。

（4）注意与原有疾病症状、体征相鉴别：如服药后出现胃部不适，应该与原有的胃肠道疾病相鉴别。出现骨髓抑制时应该与原发性骨髓造血系统疾病及MTB毒素引起的骨髓抑制相鉴别。

2. 体格检查

对出现可疑药品不良反应的患者，应该重视体格检查，及时发现干预对象隐匿的体征，比如黄疸、肝脾肿大、皮肤及黏膜出血点、皮疹等，还应该注意观察患者的精神状态。

3. 实验室检查

实验室检查对判断患者是否存在药品不良反应及程度至关重要，同时实验室检查还可以发现一些隐匿的、无临床症状的药品不良反应。比如肝功能损害早期的转氨酶升高、肾损害早期的蛋白尿和肌酐、尿素氮升高。实验室检查结果的判定应注意与服药前基础值比对，还应该与基础疾病引起的异常相鉴别。

4. 除激发及再激发试验

在用药过程中出现药品不良反应，停药后反应消退，就增强了对药品反应的怀疑，此方法称为除激发试验。

再激发试验是用来证实某些药品存在时可激发疾病，当去除该药品时疾病即消失或恢复正常。具体做法是在某些药品停用、不良反应消失后，再给予该药试验剂量，能可靠地发现引起不良反应的症状重现。虽然再激发试验是诊断药品不良反应的确切依据，但是有一定危险性，特别是在过敏反应中即使是低剂量亦会造成严重后果或有死亡的危险，因此应该慎用。

（三）不良反应处理原则

临床上一旦判定干预对象所出现的症状、体征与所用药品有关或可能有关，即应按照药品不良反应的处理程序进行处理。

1. 去除可能的诱因

当出现药品不良反应时，应针对药品不良反应的症状去除可能引起药品不良反应的因素。当出现严重过敏反应或不能判明可能引起药品不良反应的药品时，应立即停用所有正在服用的药品，患者既往长期服用的赖以维持正常生理功能的药品除外，例如心功能不全患者应用的地高辛、利尿药、糖尿病患者的降糖药品等及可能引起过敏的食物等。

2. 完善实验室检查

不论出现何种药品不良反应，都应及时进行实验室检查，如肝功能、肾功能、血常规、尿常规等，以便及时发现药品不良反应所累及到的系统及其严重程度。

3. 发生不良反应后的处理

根据不良反应的性质、种类和严重程度采取不同的治疗措施。

对副作用轻微的病人，在医务人员观察下继续用药，同时采取对症处理。如消化道副反应可以改用服药方法，给以解痉、制酸等治疗，肝脏毒副反应给以保肝治疗等。

对中毒反应者应停药并迅速采取解毒措施，应用特异性解毒药品对抗药品的毒性反应。如选用大剂量维生素 B6 来解救异烟肼中毒；肝损害可以应用还原型谷胱甘肽、硫普罗宁等解毒治疗。

对过敏反应者应停药并采取各种抗敏措施。对于由抗结核药品引起的过敏反应，尤其是以皮疹、瘙痒、水肿为主要表现的药品不良反应，可以应用抗组胺类药品。

如不良反应较重，应及时报告县（区）结核防治机构及主要研究人员，并嘱患者到结核防治机构就诊，经临床观察决定是否停用干预用药。但不得自行任意更改服药方案。

当发生严重不良反应时，以挽救患者生命为最重要的原则。应立即停药，并嘱患者到医疗机构诊治，同时按照药品不良反应报告规范进行报告。由临床专家组依据具体情况决定是否住院治疗，以及是否请专科医生会诊。

4. 对症治疗

根据各系统受损程度，给予积极对症治疗，缓解症状，以便继续进行干预治疗。

根据患者的临床表现或检查结果，判定患者所发生的药品不良反应为过敏反应或严重的毒性反应等，已经或即将对患者重要器官产生严重的功能损害，甚至威胁患者的生命安全时，可以在严密监测下应用肾上腺皮质激素。

应用肾上腺皮质激素的原则：早期、适量、短程。早期：即当发现严重的药品不良反应发生时即刻应用；适量：根据病情酌情应用；短程：疗程不宜过长，视情况病情好转后逐渐减量。肾上腺皮质激素持续应用 1 ~ 2 周，一般不超过 3 周。当需要长期应用时，可以根据肾上腺皮质激素分泌的特点改为隔日一次的给药方法，即隔日早晨一次给予 2 日总量，因此时恰好在肾上腺皮质激素正常生理分泌的高峰后。这种给药方法对患者肾上腺皮质功能的抑制较少。应用肾上腺皮质激素治疗期间应密切监测结核病病情变化及激素应用的药品不良反应，如应激性溃疡等。

（四）不良反应判定及处理

利福喷丁常见不良反应包括肝毒性、胃肠反应、过敏反应等；罕见不良反应包括急性肾功能衰竭、休克、血小板减少症、皮疹、伪膜性结肠炎、伪肾上腺危象、骨质软化症、溶血性贫血。

异烟肼常见不良反应包括肝毒性、周围神经损害等；罕见不良反应包括惊厥、糙皮病、关节痛、粒细胞缺乏症，类狼疮反应、皮疹、深色尿、急性精神病、偶可因神经毒性引起的抽搐、发生率极少者有视力模糊或视力减退，合并或不合并眼痛（视神经炎）、血细胞减少及男性乳房发育等。

常见不良反应处理可参照《中国结核病预防性治疗指南》相关章节。

第五节　合并用药管理

一、合并用药的概念及原则

本项目中合并用药涉及两方面内容：一是在整个项目实施期间，干预对象不能使用的药物（方案中规定的异烟肼和利福喷丁除外）；二是在预防性干预过程中，由于干预对象的其他一些疾病和不良反应，有必要应用的不属于研究的药物。应事先确定可能对研究疗效有干扰的药物种类，明确预防性干预过程中及随访期间可以使用以及禁止使用的药物种类。

多种药品合用常会发生相互作用，包括有益相互作用和不良相互作用。药品不良相互作用可能会造成药品治疗作用减弱，导致治疗效果不佳；也可能会增强毒副作用或过度增强治疗作用而危害机体。药品间不良相互作用造成的危害，有时可以根据其药理作用进行预测，但大多数是在危害产生后才被发现。因此，应该合理合并用药，并加强观察，预防药品不良反应的发生。

本项目中合并用药既不能影响对干预用药疗效和安全性的观察，又不能影响干预对象必须用于其他病症的治疗。

二、合并用药的记录

在预防性干预实施的过程中，服药督导医生在每次例行督导服药中应询问并详细记录干预对象的合并用药情况。如干预对象使用了除干预用药之外的药物，应将所用药物的名称及使用时间记录在《干预对象信息记录表》中。

若干预对象在干预期间出现合并症（非干预药物引起的相关病症），项目工作人员应督促其到正规医院进行诊断以保证干预对象的生命安全，并记录在《干预对象信息记录表》中（附件 2-4）。若疗程中伴有感染、冠心病、高脂血症等，且无药物相互作用（参考药物说明书及临床医生判定），则可对症处理，并在《干预对象信息记录表》中填写相关处理记录。干预期间若干预对象病情稳定，则所用药物不变，干预期间详细记录合并用药。若干预对象所患疾病病情加重或恶化，则参照本项目制定的退出以及剔除标准进行处理。

第六节　观察终点

干预对象出现了预期的结果，即为达到了观察终点，就不再对该干预对象继续随访。强调的是出现预期结果。本项目的主要观察终点为活动性肺结核的确诊，诊断标准参照《肺结核诊断》（WS 288—2017）。本项目中定义的活动性肺结核包括肺结核确诊病例和临床诊断病例。

一、活动性肺结核的确诊

活动性肺结核包括肺结核确诊病例和临床诊断病例，诊断标准参照《肺结核诊断》（WS 288—2017）。

二、观察终点的处理

观察终点发生后，应由现场负责人和协调员同时签字确认调查对象达到观察终点，然后收集、核对和整理该调查对象在研究过程中的所有记录表格、资料和问卷，并统一报送项目牵头单位进行保存。

三、不应视为观察终点的情况

若干预对象在研究期间发生下列情况，均不应视为达到观察终点。尽管部分情况下已不能对其随访，但仍不能作为到达观察终点对待，而应当在资料分析时作失访处理。为了在日后统计分析中尽可能少地排除病例，应根据具体情况尽可能对以下干预对象随访至观察终止时间。

1. 死亡

从当地医院、死者家属及国家死亡登记系统中获得干预对象死亡信息。

2.意外妊娠

干预对象在干预期间意外妊娠。

3.退出

干预对象因失访（在研究过程中，干预对象因移居外地等原因而退出研究，导致无法获得任何干预对象的消息，定义为失访）、迁出（户籍迁出本地或外出超过 6 个月）、发生不良事件或拒绝等原因而退出干预。

经研究人员确认，在干预对象退出项目时，须进行按项目方案所要求的最后一次随访的观察和检查，并将其结果以及退出项目的日期、理由、所采取的处理、退出项目后病情的变化等填入《干预对象信息记录表》中。

对于退出的干预对象，在保护干预对象权利的条件下，研究者需通过电话、入户等方式尽可能地进行追踪调查，将其结果填入《干预对象信息记录表》并按规定进行评价。

对于因不良事件退出项目者，在力争继续随访的基础之上，记录末次服药时间，详细记录所有导致干预对象退出的不良事件，同时需进行安全性评价。

在年度随访及季度随访中，应尽可能地获取退出者是否出现结核可疑症状或结核疑似病例，如出现，则应按照《中国结核病预防控制工作技术规范（2020 版）》进行追踪定诊。

4.剔除

剔除指在项目实施过程中，研究者根据干预对象的情况认为其不适合继续参与研究而必须剔除的情况。干预过程中，干预对象满足下列任意一项要求，则剔除本研究。

（1）不符合纳入标准而被误纳入者。

（2）虽符合纳入标准而纳入后未曾服药者，或无任何随访记录者。

（3）非规定范围内联合用药，特别是合用对项目结果影响较大的药物，影响有效性和安全性判断者。

（4）研究者认为不适合继续参加该项目的任何其他情况。

经研究人员确认，若研究者判断干预对象应剔除项目，则须将作出判断的理由写入《干预对象信息记录表》。

四、终止用药

某些不良事件或特殊情况的发生可能导致研究药物的暂时性或永久性中止。为了保证干预对象的依从性，任何停药的干预对象经临床医生或研究人员判断其不良事件或特殊情况已得到妥善处理或解决后应该立即开始服药。

1.暂时中止用药的标准

（1）因研究药物不良反应导致的暂时性停药，应根据不良反应的属性和严重性，在不良反应消除前暂停用药。

（2）因合并使用其他药物使得研究药物不宜使用，现场研究人员应根据具体情况决定是否暂停用药，暂停时间在临床医生判断的可接受范围内越短越好。

2.永久中止用药的标准

（1）因药物毒性或发生 SAE 导致研究药物必须永久中止。

（2）干预对象拒绝继续治疗。

（3）意外妊娠。

（4）研究中止。

3.常见停药指征

（1）出现头痛、末梢神经炎症状轻微时可对症治疗；症状较重时应确定相关药品并停用。服药过程中出现癫痫等精神症状时应停用异烟肼。

（2）出现转氨酶 ≥ 3 ULN 时，应密切观察病情变化并给予适当辅助药品治疗，必要时及时停用全部项目用药，待肝功能恢复后重新开始治疗。

（3）出现轻微过敏反应可严密观察并判断是否由药品引起。出现严重过敏反应，如过敏性休克，喉头水肿，气道阻塞，大疱性皮炎等，应及时停用全部项目用药，立即住院治疗，根据治疗情况决定是否继续重新服药。

（4）胃肠道反应，可将药品分次服用及给予对症治疗，仍不缓解或严重反应者应停用。

（5）出现关节疼痛，经对症治疗未见好转者或症状严重者应停用。

4.提前终止干预研究

根据临床试验伦理学要求，如出现以下情况，将提前终止干预。

（1）干预过程中发现药物治疗效果不具有临床价值。

（2）项目实施中发现所定干预方案有重大失误，难以评价药物疗效；或在实施中与方案发生重大偏差的，难以评价药物效应。

第七节　队列随访

一、随访性体检（服药后第3个月）

干预实施完成后第3个月将进行以继续观察和评价药物不良反应和安全性为主要目标的随访性体检。体检内容主要包括症状调查、血常规、血生化检测等。主要的流程及要点如下。

1.身份核实

调查对象到达接待处由接待员进行身份核实，接待员应核实调查对象身份证上的照片、身份证号码、姓名、性别和出生日期。未携带身份证者需出示户口本本人页，信息核实无误后向调查对象发放《随访检查单-3个月随访》（附件2-8）。对身份信息不符的人员，不予发放随访检查单，应及时联系流调组协调员进行再次核实，经确认身份信息符合后才可以向其发放随访检查单。若对方确不属于本项目调查对象，应向其解释项目规定，并引导其按照常规程序就医或咨询。

附件2-8

2.症状调查

安排现场调查员对调查对象进行肺结核可疑症状调查，进行症状调查时的注意事项与基线筛查阶段相同。

3.血液样本采集

调查对象须持《随访检查单-3个月随访》到采血室进行血液样本采集，主要用于血生化、血常规的检测。在采血前应核对调查对象ID号、姓名、性别等信息无误后，方可进行血液样本采集。

血液样本采集完成后，采血员须在采血管上标明调查对象 ID 号并填写《血液样本采集工作日志》，同时在《随访检查单 -3 个月随访》上的"血液样本采集情况"项目上签字，以证明调查对象完成了此项目。

4. 可疑症状者的追踪和转诊

咳嗽、咳痰 2 周以上以及咯血或血痰是肺结核的主要症状，具有以上任何一项症状者为肺结核可疑症状者。针对有可疑症状者，则当日留一份"即时痰"标本，同时发给两个标记其姓名和 ID 号的痰标本盒，嘱其次日带"夜间痰"和"晨痰"到指定的定点医疗机构进行进一步确诊。将痰标本盒发放情况记录在《随访检查单 -3 个月随访》。对于已经确诊的肺结核患者，应填写《随访终止记录表》（附件 1-19），并在随后的队列维护随访及年度体检者名单中予以备注同时不再继续随访。

二、随访性体检（季度随访）

附件 2-9

附件 2-10

季度维护以电话和上门随访相结合的方式进行，调查员通过队列维护随访获得调查对象该季度身体状况并填写《队列维护随访工作记录表》（附件 2-9），对于存在肺结核可疑症状的调查对象应详细记录其症状并记录其查痰日期，随后整理有可疑症状调查对象名单并填写《可疑临床症状者或疑似患者定诊追踪记录表》（附件 2-10）。

季度随访内容包括：①调查对象居住地及联系方式是否变化；②通过问答判断调查对象是否存在肺结核可疑症状；③是否存在其他方面身体不适；④如果存在肺结核可疑症状，督促其到当地定点医疗机构进行确诊；⑤对于临近年度体检的队列维护随访，告知其年度体检时间。

三、随访性体检（第 12 个月和第 24 个月随访）

在完成预防性干预后第 12 个月和第 24 个月分别进行以主动发现病人为主要目标的随访检查。体检内容主要为问卷调查和胸部 DR 检查，要点如下。

1. 身份核实

调查对象到达接待处由接待员进行身份核实，接待员应核实调查对象身份证上的照片、身份证号码、姓名、性别和出生日期。核实无误后向调查对象发放《随访检查单－年度随访》（附件2-11）。对身份信息不符的人员，不予发放随访检查单，应及时联系流调组协调员进行再次核实，经确认身份信息符合后才可以向其发放随访检查单。若对方确不属于本项目调查对象，应向其解释项目规定，并引导其按照常规程序就医或咨询。

附件 2-11

2. 问卷调查

安排现场调查员对调查对象进行问卷调查，并在完成问卷后引导调查对象进行胸部 DR 检查。进行问卷调查时的注意事项与基线调查阶段相同。

3. 胸部 DR 检查

胸部 DR 检查过程中应注意拍摄的质量应可以满足阅片人判读的要求。调查对象须持《随访检查单－年度随访》到胸部 DR 检查拍摄室接受胸部 DR 检查，拍摄胸片前应核对调查对象 ID 号、姓名、性别等信息无误后，方可进行胸部 DR 检查。胸部 DR 检查时的注意事项与基线调查阶段相同。

四、转诊和追踪

随访过程（包括队列维护和年度体检）中发现可疑症状者和肺结核疑似患者均需要进行转诊和追踪。有可疑症状者或疑似患者在随访或体检当日留一份"即时痰"标本，同时发给两个标记其姓名和 ID 号的痰标本盒，嘱其体检当日夜间及次日清晨留取"夜间痰"和"晨痰"。三份痰标本收齐后由专人带回实验交由结防科室开展病原学检测，负责诊断的临床医生需对定诊过程填写《可疑临床症状者或疑似患者定诊追踪记录表》（附件 2-10）。

五、随访终止

研究结束后，收集、核对和整理调查对象在随访过程中的所有记录表格、资料和问卷，并填写《随访终止记录表》（附件 1-19），统一报送实施单位进行保存。随访终止的情况包括：①调查对象在项目期间确诊活动性肺结核；②调查对象死亡；③调查对象迁出；④调查对象自愿退出；⑤调查对象因突发事件或疾病造成行为能力丧失，确实不能完成随访工作；⑥完成研究周期。

第十章　项目管理

第一节　组织管理

一、伦理审查

项目应严格按照国家有关规定开展研究的设计和实施。研究方案、知情同意书和涉及患者生物样本的实验方案以及流行病学调查表等均应严格按照伦理学审查程序经伦理委员会审核批准；在研究实施前，向调查对象充分介绍研究设计以及参加研究的权利、义务、利益和风险，获得调查对象的知情同意；维护调查对象的各项权利，对项目文件和资料中涉及调查对象的信息保密并妥善保存。

二、专家督导

为保证项目严格按照研究设计实施、确保研究质量，项目可设立项目专家组开展不定期督导检查和工作验收。督导检查内容主要包括实施方案的落实情况、项目人员组成和培训情况、研究现场各项工作准备情况、研究工作的实施和完成情况、经费管理和使用情况等。验收内容包括研究现场的实施细则、研究现场的准备工作、研究现场年度工作总结和项目整体总结。项目组需要认真对待专家组督导意见，及时贯彻落实并以书面的形式反馈。

三、第三方监理

为保证研究质量和实验数据的真实性与有效性，项目可平行开展内部质量控制和外部质量控制，引入第三方监理机制。监理公司负责根据研究实施方案制订研究监察计划，并对研究过程进行系统性的检查，评价项目实施是否按照研究方案、SOP以及相关法规要求进行，实验数据是否及时、真实、准确、完整地记录。严格的第三方监察制度可以为项目按照既定方案顺利完成提供更多保障。

第二节　实验室管理

一、生物安全管理

参见本书第一部分第五章第二节的相关内容。

二、试剂和耗材的管理

项目所需实验室试剂包括IGRA检测试剂、血生化检测试剂、血常规检测试剂和免疫检测试剂，均须在适宜条件下保存（2～8℃）。注意试剂使用的有效期，防止试剂过期失效。IGRA试剂由IGRA检测员专职保管，每天实验结束后，须由实验员清点和核对试剂库存。血生化、血常规及免疫检测试剂由当地疾病预防控制中心检验科专职人员保存。

耗材主要包括实验室日常消耗类耗材和现场血液采集类耗材，具体如下。

实验室日常消耗类耗材：乳胶手套、PE手套、防护服、口罩、移液器吸头、低温记号笔、工作服、帽子、利器盒及生物安全垃圾袋。

现场血液采集类耗材：采血针、血生化检测采血管、血常规检测采血管、免疫检测采血管、IGRA检测专用采血管、棉签、止血带、创可贴、利器盒及生物安全垃圾袋。

为保证检测结果的一致性和稳定性，所有试剂耗材应做到"专物专用"，由项目指定生产厂家、型号、批次等，禁止使用非研究指定试剂和耗材进行工作，且本项目所使用的试剂和耗材也不得用于本项目以外的实验工作。

试剂和耗材按照用途分类由专人管理，归纳整理试剂和耗材使用清单，并定期清点，视使用情况及时补充，避免因为耗材供应不足影响研究进度。

实验室试剂和耗材须在保质期或有效期内使用，保存和使用时要核查限用日期，以防过期失效。所有的试剂耗材需有专门的存放空间，保证适宜的环境温度、湿度，不能挤压，需要防尘、防火等。实验室物品入库、出库需填写记录表。

三、仪器设备的管理

本项目所涉及仪器设备主要包括离心机、酶标仪、超净台、高压灭菌锅、水浴锅、振荡器、血生化检测仪及血常规检测仪等。

为了保证研究结果的一致性和可比性，研究用关键仪器设备由项目统一指定生产厂家和型号，不得在研究实施过程中使用非项目指定的仪器设备进行操作。实验仪器设备要求专人负责保管和维护，各仪器使用人员要经常检查仪器使用情况，保证实验仪器处于良好状态。仪器设备的存放要有足够的空间和合格的环境，保证仪器安全正常运转。除此之外，应针对实验室突发状况（重大自然灾害、仪器突然故障、样本丢失或泄漏等）制订紧急预案，尽量保证研究不受突发状况的影响。

具体仪器的使用注意事项参见本书第一部分第五章第二节的相关内容。

第三节 数据管理

一、数据收集

1. 准备阶段

确定流调点后，由现场协调员收集培训合格证、保密协议、生物安全责任承诺书、流调点基本信息表、户卡和人口信息核查表等。部分须注意的项目如下。

（1）培训合格证：参加项目的所有人员，必须完成所承担的工作内容，对工作内容严格保密，保证项目能够顺利、高效、高质地完成。

（2）保密协议：参加研究的所有人员，都必须对研究涉及的任何信息进行保密并签订保密协议，以保证维护调查对象的权益，确保研究数据的安全。

（3）流调点基本信息表，包括：流调点名称，户数，人口（常住人口、流动人口），外出人口，男女比例，到乡镇卫生院距离等。

（4）户卡和人口信息核查表，包括：姓名，调查对象 ID 号，性别，出生年月，联系方式等。

上述信息的收集必须在项目启动前完成。

2. 筛查阶段

须收集户卡和人口信息核查表、知情同意书、肺结核陈旧病灶筛查单、可疑症状者或疑似患者定诊追踪记录表、血液样本采集工作日志、胸片拍摄工作日志、胸部 DR 检查结果报告单、垃圾处理记录、特殊情况记录表、样本及文件运输记录等。实验室须收集 IGRA 检测结果记录表、血生化结果报告单、血常规结果报告单、免疫结果报告单等。

流调点的协调员及问卷调查员在项目启动前，复核应检人口信息，保证数据的准确性，尽量确保所有应检人口都能参与本项目。

调查对象到达卫生院后，首先在接待处领取《肺结核陈旧病灶筛查单》（附件 2-2），由问卷调查员对其进行症状询问并填写。如果有可疑症状，登记《可疑临床症状者或疑似患者定诊追踪记录表》（附件 2-10）。

在体检过程中，由胸部 DR 检查拍摄医生填写《胸片拍摄工作日志》（附件 1-12），胸部 DR 检查阅片员填写《肺结核陈旧病灶筛查单》。发现有肺结核陈旧病灶者，由负责痰液标本采集的人员填写《肺结核陈旧病灶筛查单》。各项体检均完成后，调查对象应将《肺结核陈旧病灶筛查单》交到接待处，并领取礼品。

3. 干预对象确定阶段

此阶段须收集的数据包括：户卡和人口信息核查表、可疑症状者或疑似患者定诊追踪记录表、血液样本采集工作日志、垃圾处理记录、特殊情况记录表、样本及文件运输记录等。实验室须收集血生化、血常规结果报告单等。

调查对象到达卫生院后，首先在接待处领取《现场检查单 – 干预对象的确定》（附件 2-3）。在体检过程中，由胸部 DR 检查拍摄医生、血液采血员分别填写《胸片拍摄工作日志》（附件 1-12）和《血液样本采集工作日志》（附件 1-10）。胸部 DR 检查阅片员填写阅片结果。各项体检均完成后，调查对象应将现场检查单交到接待处，并领取礼品。

当天工作完成后，由样本运输员进行调查问卷、体检表格、血液样本及其他物品的运输，并填写《样本及文件运输记录》（附件 1-15）。

血液样本到达实验室后，由血液样本处理员进行血液样本处理，由检测员进行检测。

数据保管员收集所有实验结果，数据录入员在检查结果出来 24 小时内将结果录入计算机数据管理软件。

4. 干预阶段

干预阶段须收集的数据包括：干预对象信息记录表、药品领发记录表、质量控制记录表、服药督导质控记录表、可疑症状者或疑似患者定诊追踪记录表、血液样本采集工作日志、垃圾处理记录、特殊情况记录表、样本及文件运输记录等。实验室须收集血生化、血常规结果报告单等。

干预对象分组后的第 1 ~ 6 周进行调查对象的干预过程。服药过程中应规范填写《干预对象信息记录表》（附件 2-4）。完成数据收集后由数据录入员录入软件，由数据质量控制人员进行质量控制。

干预过程中每 2 周进行 1 次体检。体检过程中，由采血员填写《血液样本采集工作日志》。

如果有调查对象在体检过程中出现不良反应，在随访过程中发生失访，或其他突发情况，应立即上报主管人员进行处理。干预过程中如果发现疑似活动性肺结核患者，应确保其前往指定定点医疗机构进行确诊，同时指导病人到定点医疗机构接受治疗。

5. 随访阶段

随访阶段须收集的数据包括：户卡和人口信息核查表、随访检查单、血液样本采集工作日志、胸片拍摄工作日志、胸部 DR 检查结果报告单、可疑症状者或疑似患者定诊追踪记录表、特殊情况记录表、样本及文件运输记录等。实验室须收集血生化、血常规结果报告单等。

在干预结束后开展季度维护和年度随访工作。干预结束后第 3 个月进行以血生化、血常规为主的检测。由采血员填写《血液样本采集工作日志》。第 12 个月和第 24 个月进行以患者主动发现为目的的检测。由胸部 DR 检查拍摄医生和采血员分别填写《胸片拍摄工作日志》和《血液样本采集工作日志》。胸部 DR 检查阅片员填写阅片报告。各项体检均完成后，调查对象将体检单交到接待处，领取礼品并签字。

如果有调查对象在体检过程中出现不良反应，在随访过程中发生失访，或其他突发情况，应立即上报主管人员进行处理。随访过程中如果发现疑似活动性肺结核患者，应确保其前往当地定点医疗机构进行确诊。

二、数据管理

原始数据和文件是指在实施研究过程中各类研究活动中产生的包含调查对象个人信息、研究数据、研究工作记录的纸质版或电子版的资料。在研究过程中，这些原始数据和文件是研究数据真实性和完整性的具体体现。这些文件的规范管理和保存能够为数据的质量控制、数据恢复和工作痕迹追踪提供便利，在项目实施以及 / 或者相关研究记录出现任何问题时，确保问题能够得到及时的发现、跟踪和解决。

1. 本项目涉及的原始数据和文件

1）直接用于研究的数据资料

筛查阶段：知情同意书、肺结核陈旧病灶筛查单、血生化检查结果单、血常规检查结果单、免疫检测结果、IGRA 检测结果记录表、可疑症状者或疑似患者诊断报告、胸部 DR 检查结果报告单 – 复核。

干预阶段：干预对象信息记录表、血生化检查结果单、血常规检查结果单、可疑症状者或疑似患者诊断报告。

队列随访阶段：随访检查单、调查问卷、胸部 DR 检查结果报告单、可疑症状者或疑似患者诊断报告。

2）其他管理类文件

包括现场工作实施细则、各类 SOP、个人签署的保密协议书、个人签署的生物安全责任书、各类岗位人员的资质证书（包括岗位培训合格证和专业资格证书）、生化仪实验室质评报告复印件等。

2. 各类文件的管理方式和密级

1）直接用于研究的原始数据资料

以调查对象为单位，按照调查的时间顺序归档资料，每个ID号对应一个文件夹，文件夹与每日上传数据的备份光盘一同放置于加锁的文件柜中，该部分数据为研究核心内容，其保密级别为最高级，归档后由数据管理员统一管理，仅限项目专家组、各级项目负责人、主要研究人员、第三方监理、协调员、质量控制组和数据组人员查阅。数据中心的数据管理员负责每日保存已上传数据的备份光盘和当日对现场发出的质量控制报告，光盘须放置于加锁的文件柜中。

2）在研究工作进行中直接产生的各类工作记录和汇总表格

由于此部分文件需要经常查阅、核对，因此按照研究工作的进展进行阶段性归档，比如在结束应检人口核查时、结束调查对象的基线调查工作时等。在文件归档前由各岗位负责人进行保管，按照表格名称建立文件夹或文件袋并注明文件名称，按照时间顺序排放文件，放置丁工作位加锁的抽屉中。完成阶段性工作进行归档的文件统一由资料或数据管理员管理。因该部分文件大多为工作记录文件，部分带有调查对象姓名、地址等个人信息或同时显示ID号与调查对象姓名，因此均应放置于加锁的文件柜中。文件归档后仅限项目内工作人员依各岗位人员工作需要进行查阅，由数据管理员建立资料查阅登记簿，记录查阅时间、文件名称和查阅人签名。

3）其他管理类文件

此类文件为一般管理，应在项目启动前准备完毕，可以随时查阅，但仍需置于加锁的文件柜中由资料员或数据管理员统一管理。实施细则和SOP除在调查研究工作中日常使用外，应有一份完整的文件归档备查，其他文件归类放于文件夹或文具盒中，生化仪实验室质评报告复印件依时间顺序排放，此类文件不需进行查阅记录。

3. 原始数据和文件归档的时限要求和人员职责

资料/数据管理员负责在项目正式启动前准备好一般管理文件。在项目启动后，直接用于研究的原始数据资料应每日归档整理。资料/数据管理员应每日将质量控制员和数据录入员已完成质量控制和数据录入的调查表和检查／检测报告单顺序排放于对应调查对象 ID 号码的文件夹中，每日上传数据的备份光盘应与纸质版资料一同置于加锁的文件柜中保存。建立文件管理日志，记录每日取出和归档的文件夹 ID 号码，当值的数据管理员签名确认。按计划阶段性收集各类工作记录和汇总表格并存档，建立资料查阅登记簿，记录查阅时间、文件名称和查阅人签名。

在调查工作进行中直接产生的各类工作记录和汇总表格等资料由数据管理员负责收集整理，并按照归档管理要求归档。调查中需录入的数据及文件具体如下。

筛查阶段：户卡和人口信息核查表，肺结核陈旧病灶筛查单，血生化、血常规结果报告单，免疫检测结果，胸部 DR 检查结果报告单，IGRA 检测结果记录表，疑似症状者或疑似患者诊断报告等。

干预阶段：户卡和人口信息核查表，血生化、血常规结果报告单，可疑症状者或疑似患者诊断报告，干预对象信息记录表等。

随访阶段：随访户卡和人口信息核查表，调查问卷（随访阶段用），胸部 DR 检查结果报告单，血生化、血常规结果报告单，疑似症状者或疑似患者诊断报告，CRF 等。

4. 原始数据文件保存的时限

原始资料统一管理，归档存查，除提供给子项目级的数据文件外，所有其他项目相关的原始资料在资料保存室至少 2 年，归档后的资料不允许再次修改。

第四节　质量保证和质量控制

一、质量保证

1. 项目研究实施方案

项目管理办公室根据项目申请书的主要研究内容组织有关专家制定研究实施方案，重点对项目启动前的准备、入户调查、筛查阶段、干预阶段、队列随访阶段、实验室管理、数据管理等提出统一的规范和要求。在实施过程中，实施方案不得擅自更改，任何更改均须报项目负责人和专家组审核通过。

2. SOP 的制定

为了统一规范现场调查，标本的采集、运输、保存和实验室检测，研究资料的填写、录入和上报，项目管理办公室组织人员编写相应 SOP，主要包括：问卷调查 SOP、胸部 DR 检查和阅片 SOP、血样标本采集 SOP、IGRA 检测 SOP 等。在项目进行的各个阶段，必须完全按照 SOP 进行，同时不得对 SOP 进行更改，任何更改均须报项目负责人并经专家组审核通过。

3. 试剂、耗材、仪器设备的集中招标采购

为保证研究结果的一致性和可比性，保证研究质量，项目涉及的主要检测试剂和仪器设备均将统一批次 / 型号。

4. 项目组织管理

成立项目管理办公室，下设领导小组、技术专家组，负责项目研究方案的制定和审定，研究的组织和协调，研究的技术指导和督导，实时监控研究工作进展和经费使用进度等；具体负责现场调查的组织和协调，现场研究工作的具体实施，现场调查资料的收集、核实、录入和上报，采集标本的实验室检测等。

5. 人员分工、岗位职责和培训

根据项目研究内容，将项目工作人员分为流调组、临床组、检验组、数据组和质量控制组等，项目工作人员均要参加项目工作培训，经过考核合格后发放上岗资质，并严格履行岗位职责，以保障项目研究工作的人力资源水平。

6. 项目进度监控和督导

项目实施单位在项目调查阶段每月报告项目工作进展，队列随访研究阶段每季度报告项目工作进展。现场调查启动前，项目管理办公室要组织专家进行验收；筛查调查实施阶段，项目办组织有关专家对现场调查进行督导和技术指导；队列随访观察期间，依据实际情况组织开展项目工作督导。督导完成后要及时上报项目督导报告，分析督导中存在的问题，提出改进工作建议。

7. 建立现场工作例会制度

在筛查和随访调查阶段，定期由现场负责人或现场协调员负责组织各组工作人员参加现场工作例会，项目级协调员也参加例会。讨论在现场工作中出现的问题和困难，保障项目的顺利开展。

8. 第三方监理公司质量控制

作为独立的第三方研究参与者，监理公司将对参与研究的现场进行监察，以保证现场按照实施方案要求高质量地完成研究工作。通过现场实地观察和资料查阅，核实以下几点：①干预对象的健康安全和相关权益得到保护；②现场依照实施方案开展研究活动；③所收集的数据真实、准确；④现场工作人员和设施设备满足实施方案的要求。

二、质量控制

1. 确定应检人口阶段

关键质量控制环节主要包含应核实对象的完成核实情况、核查表的完成情况等。

入户摸底前，首先进行村医集中培训，使其了解本次调查的目的和意义，保证现场调查对象的接受调查率在90%以上。过程中应组织人员进行督导检查，每次督导检查后，要撰写项目督导报告，并将督导检查报告向项目管理办公室反馈。

质量控制方案要点具体如下：①各小组登记需核实人数，应保证需核实的所有调查对象均完成了相关信息采集；②应对需核实对象100%进行入户核实；③原则上应以本人当面核实为主，针对核实到调查对象面访不应低于80%，完成率低于70%需重新培训调查员或考虑重新摸底调查；④以乡镇中各小组为单位，随机抽取一定比例进行信息复核。摸底信息准确度低于90%需重新培训调查员或考虑重新摸底调查。

2. 干预对象筛查阶段

现场筛查前，通过张贴海报、标语、电视屏、广播、发放宣传材料等形式广泛地宣传发动，使现场筛查点的调查对象了解本次调查的目的和意义，主动配合接受现场调查，保证现场调查对象的接受调查率在95%以上。

现场调查工作中，各个小组工作人员要严格履行岗位职责分工，高质量完成所承担的各项工作任务。

1）筛查表

由质量控制员对当日全部筛查表进行检查、复核，并针对有问题的项目填写《质量控制记录表》（附件1-26），以评价筛查表的填写质量，并向筛查员和组长反馈质量控制结果。

质量控制方案要点具体如下：①筛查表完成度：应保证当天的所有调查对象均完成了筛查表，筛查表应100%进行核查；②筛查表完整性：应保证筛查表中所有题目都完成填写；③筛查表准确度：应保证筛查表没有出现逻辑错误；④完整性和准确度低于90%需重新培训调查员或考虑修改现场调查流程。

2）胸部DR检查

成立阅片小组，首先对胸片的质量进行评价，对不符合要求的胸片应要求重拍。对于体检前2周已进行过胸部DR检查的调查对象，应对其胸片的清晰度、拍摄位置做出详细评估，同时重新进行阅片。对符合要求的胸片结果进行判读，判读结果应记录详细、清楚，对于可能存在的其他类型病变也应在胸部DR检查结果中予以提示，同时在胸部DR检查结果告知过程中提醒调查对象及时就诊。同时，胸部DR检查结果由国家级和省级专家组成的胸片复核小组进行抽检和复核。

由质量控制员对本日（周）10%的胸部DR检查结果报告进行复核并填写《质量控制记录表》，并及时向胸部DR检查拍摄员和组长反馈质量控制结果。

3）血样采集

由质量控制员对当日10%的血液标本的采血量（IGRA检测）和采样管标识进行审核并填写《质量控制记录表》，并及时向采血员和组长反馈质量控制结果。

血样采集质量控制方案要点具体如下：① IGRA采血管应在采血过程的最后进行；IGRA 3个采血管的顺序是否正确。②采血后立即将采血管上下充分振摇10次，以确保血液与采血管内壁充分接触。不可剧烈摇晃使血液产生气泡，或导致采血管底部的分离胶破裂，影响检测结果。③IGRA 血液样本采集完成之后、孵育之前，并混匀后的血样可临时放置在 17 ～ 25 ℃。④混匀后的血样必须在 16 小时内移至 37 ℃ 条件下孵育，切勿冷藏或冷冻样本。⑤IGRA 血样采集量是否保持在采血管标示线处；血生化及留存血样采集量是否足够。

4）IGRA 检测

筛查实施期间，由项目级质量控制员抽查 1% ～ 2% 的样本，进行重复检测，并及时向实验员和组长反馈质量控制结果。

质量控制方案要点具体如下：①IGRA 检测试剂与采血管保存温度是否适宜。②样本放入 37 ℃ 孵育前，应重复采血后的混匀操作，以确保血液与采血管内壁充分接触。不可剧烈摇晃使血液产生气泡，或导致采血管底部的分离胶破裂，影响检测结果。③将样本以直立的方式置于 37 ℃ 孵育 20 小时。④样本孵育完成后，将样本以 2000 ～ 3000RCF（g），离心 15 分钟，离心结束后最上层黄色液体即为血浆，放置在 2 ～ 8 ℃ 环境中，并于 48 小时内完成检测。⑤检测后剩余血浆须在 2 ～ 8 ℃ 的储存环境继续保存 20 天，待重复检测以及中心实验室质量控制完成后方可丢弃。⑥IGRA 检测完成后，原始结果是否妥善保存，留档。

3. 干预对象确定阶段

质量控制环节主要包括现场体检、实验室检测以及现场筛查结束后的文件和数据管理。

1）胸部 DR 复查

参见上文"干预对象筛查阶段"相关内容。

2）血样采集

由质量控制员对当日 10% 的血液标本的采血量（血生化、血常规以及免疫检测）和采样管标识进行审核并填写《质量控制记录表》，并及时向采血员和组长反馈质量控制结果。

质量控制方案要点具体如下：①对于抗凝的采血管，采集完成后是否经过混匀；②血样临时保存情况。

4. 干预实施阶段

1）干预人群

质量控制员应对已经确定入组的干预对象随机抽取 10% 进行质量控制工作，其中包括核对该干预对象的 ID 号码与姓名是否一致、该干预对象的各项体检指标是否符合入组条件等。

2）干预用药

干预用药实施期间，由项目级质量控制员与现场质量控制员一起抽查 10% 的样本，进行药物发放与监督服药工作并填写相应的《服药督导质控记录表》（附件 2-12），具体质量控制方案与干预用药规范内容相同，如果发现干预用药过程中出现突发情况需要及时向特殊情况处理小组和质量控制组组长反馈质量控制结果，及时进行处理。

附件 2-12

（1）药物发放

服药督导医生首先核实干预对象的身份，身份核实无误后方可分发药物。

核查干预对象的个人信息，预约服药时间是否与当日日期一致。如预约时间与当日日期不一致应及时核查原因：预约时间比当日日期晚，应向干预对象解释清楚并劝其在预约日期来服药；预约日期比当日日期早，计算两日期日差，是否超过间隔服药的最大日差，并查看干预对象既往服药记录是否规律，判断其是否终止。

服药前，医生应询问干预对象是否出现咳嗽、咳痰等肺结核可疑症状及恶心呕吐等药物不良反应症状，并填写《干预对象信息记录表》。如出现，医生根据一般毒性标准、终止用药标准及干预对象具体情况判断干预对象是否停药。如不能准确判读，应通知上级医生采取措施。

核查《干预对象信息记录表》填写是否规范，是否符合逻辑。若《干预对象信息记录表》填写不符合逻辑需对该干预对象进行回访核查。

核查干预对象干预用药的药品种类与批号是否为项目内药品，用药药量是否符合实施方案与实施细则；干预对象的编号是否与药品编号一致，避免样品服用错乱。

（2）服药

工作人员应定期观察记录直接督导下的服药方法是否正确，检查干预对象服药记录表中服药剂量和服药次数，服药时间及服药频率是否有错误或漏缺。

质量控制方案要点具体如下：①是否贯彻 DOTS 服药方案：主要通过督导员现场督导及手机对服药过程进行录像等方式进行，服药视频由项目组每周定期统一拷贝管理。②给药剂量、给药次数、给药频率是否符合方案要求。③如有中断治疗，中断治疗次数及累计中断时长是否符合方案要求。④干预对象是否顺利完成了干预用药工作，即药物是否下咽。⑤检查干预对象对应的药物剩余药品剂量是不是一次服剂量的倍数，避免多服或少服药，若出现药物数量不相符，核查该调查对象的药物去向。

（3）不良事件

工作人员应定期检查不良事件记录表、不良事件报告表。

质量控制方案要点具体如下：①不良事件记录表、不良事件报告表的填写是否符合填写说明，填写规范。②不良事件记录表、不良事件报告表是否填写完整，是否有逻辑错误。③不良事件的判定是否正确，处理措施是否得当，上报是否符合时间要求。

（4）表格记录

服药完成后，医生应将干预对象服用药品的时间，药品剂量，次数翔实记录在《干预对象信息记录表》。核查《干预对象信息记录表》是否填写完整，符合逻辑。核查干预对象《服药日历卡》日期间隔是否与用药方案一致。

核查干预对象干预用药后是否进行了规范的登记，如果出现突发事件是否得到妥善处理，核查《特殊情况记录表》中出现的突发或特殊情况的应对措施是否合理。

3）干预药物存放

干预用药实施期间，由项目级质量控制员与现场质量控制员一起抽查10% 的库房干预药品存放，进行药物发放与监督服药工作，如果发现干预药物缺失或批号不正确的现象需要及时向特殊情况处理小组和质量控制组组长反馈质量控制结果，及时进行处理。

质量控制方案要点具体如下：①查看剩余干预药品的数量是否正确。②查看剩余干预药品的保存条件是否符合实施方案或实施细则中药物存放的要求。

4）合并用药

工作人员应定期检查合并用药记录表。

质量控制方案要点具体如下：①合并用药记录表是否填写完整，是否有逻辑错误。②合并用药的判定及处理方法是否符合方案要求。

5）服药督导

纳入项目干预对象首次领取药品时需要接受相关培训，培训内容包括介绍干预方案、药品剂量、用法和不良反应，以及坚持规则用药的重要性。

干预对象定期到村医务室服药，建立统一的服药记录。采取在服药督导医生的监督下即刻服药的方式，同时记录服药情况、合并用药、不良反应情况，并在《干预对象信息记录表》上签字。

凡误期取药者，应及时采取电话通知、家庭访视等方式追回干预对象，并加强教育，说服其坚持按时取药服药。

每次服药的《干预对象信息记录表》由服药督导医生详细记录并妥善保管，完成最后一次服药后，由服药督导医生带到县疾控中心，交给责任医生，与CRF一并送县疾控中心归档保存。

服药督导医生职责：负责药物发放和监督服药，健康教育，记录服药情况，询问不良反应情况，并在《干预对象信息记录表》上签字。干预对象患者未按时服药，及时补救；干预对象出现不良反应或中断用药，通知上级医生采取措施；督促干预对象定期复查。

省/县疾控中心职责：对肺结核患者进行治疗管理；对服药督导医生结核病治疗管理工作进行定期督导和检查，同时对干预对象服药期间的情况进行访问并填写《服药督导质控记录表》；及时汇总干预对象外出及失访信息；负责服药督导医生培训；发放健康教育资料，开展健康教育工作；定期向项目主要负责人汇报和沟通项目进展情况。

5. 研究结束后阶段

1）研究资料的收集与整理

数据录入 epidata 软件设计了逻辑检错、实时双录入校验的功能。研究资料在录入软件之前，负责资料录入人员要重新核对现场调查资料的完整性和逻辑性。资料初次录入完成后，方可开始第二次录入，确保数据录入的准确性。双录入之后，质量控制员抽取 10% 的数据进行质量控制，确保录入员对问卷录入系统使用正确，信息录入准确无误。

2）制定项目级验收标准和要求

研究现场根据项目制定的验收标准和要求，在现场调查工作结束后，对现场的原始资料、录入数据库、样本库进行验收。

3）数据录入及管理

（1）数据录入

由质量控制员对当日 10% 的数据录入进行审核，包括原始资料填写完整性和准确性，原始资料和计算机录入资料的一致性，并填写质量控制记录表，并及时向数据管理员和组长反馈质量控制结果，及时进行改进或修订。

质量控制方案要点具体如下：①数据录入的完整性和准确性；②是否完全依照保密协议对相关数据进行保密，并维护数据的安全性；③对当日已完成的一次录入和二次录入数据进行确认，保证数据录入不遗漏，不重复；④质量控制工作由项目质量控制员与现场质量控制员共同完成，如一致率低于90%，须全部重新录入。

（2）数据管理

数据录入结束后，将录入端做好备份工作，拷贝刻录光盘或制作录入端移动硬盘，以防数据损坏、丢失。备份资料应该包括录入完成后电子版问卷、每日筛查日志、胸部 DR 检查、实验室 IGRA 检测数据等。纸质版记录需要保存至资料室，以备再次查找。所有涉及的纸质资料，项目结束后保存 2 年，待与项目负责人沟通后，确认无误，可以进行统一销毁处理。

质量控制方案要点具体如下：①每日完成 DR 胸片备份；②每日完成实验结果备份；③每日完成体检人员表格分类归档；④质量控制一致率低于90%，须全部重新录入。

缩略词表

英文缩写	英文全称	中文全称
ALT	alanine transaminase	丙氨酸转氨酶
AST	aspartate transaminase	天冬氨酸转氨酶
CRF	case report form	病例报告表
DR	digital radiography	数字 X 射线摄影
HCV	hepatitis C virus	丙型肝炎病毒
HIV	human immunodeficiency virus	人类免疫缺陷病毒
IGRA	interferon-γ release assay	γ 干扰素释放试验
LTBI	latent tuberculosis infection	结核潜伏感染
MTB	*Mycobacterium tuberculosis*	结核分枝杆菌
PPD	purified protein derivative of tuberculin	结核菌素纯蛋白衍生物
SAE	serious adverse event	严重不良事件
SOP	standard operation procedure	标准操作规范
TST	tuberculin skin test	结核菌素皮肤试验
ULN	upper limit of normal	正常值上限
WHO	World Health Organization	世界卫生组织

附件索引

获取全部附件